最新「体内戦争」更新版

複眼＋シンプル
並河式
【病気のしくみ】徹底解明

並河俊夫

ヒカルランド

「痰《タン》」「癌」「コロナワクチン」は
〈足ツボと気功法と食事療法〉で
「ゴミ」として出せばいい

まえがき

今日、飽食時代と言われて久しいが、現代は過食だけではなく運動不足、さらに保存料や添加物などの化学薬品が多い。そのため、日本人の体がこれらによって低体温になり、体内にゴミが溜まって免疫力が落ち、菌やストレスの外的要因の影響を受けている。

このような時に、2019年からコロナ禍が広がり、今では日本人の多くの方々がコロナワクチンを接種されている。

ところが、死亡者の死因がコロナワクチンによる《酸化グラフェン、水酸化グラフェン》の生成によるものではないかと言われ始めた。

即ち、『酸化グラフェンによりスパイクタンパク、水酸化グラフェンによりナノカミソリ』が出来、これらは鋭いスパイク状で、小さな固いタンパク質で出来ているので、これらが血管を傷つけ、傷ついた血管の修復に血小板が集まって血栓を作る。

この血栓が肺炎や心筋炎等の血栓系の病を起こして亡くなっている方が多いと、研究者たちは報告している。


また、更なる最新情報では、血管やリンパ管だけでなく、《狭い毛細血管》や《卵巣や睾丸等》に問題を発生させているのが『微小血栓』である。コロナワクチンで亡くなっているのは、外部から体内に入ってくる『酸化グラフェン、水酸化グラフェン、微小血栓』によるものだと言われている。

しかし、これらは《触媒としての間接的な原因》であって、むしろ本質的な死の原因は、偏った食生活であり、人間より体温が高い《四つ足動物の肉や乳製品等のタンパク質と脂質》の摂取が最大の原因ではないかと捉えているのが、本書である。

目次

Part 3

並河式実践篇

Part 4

患者さまのビフォー　アフター

Part 1

痰《タン》と癌とコロナワクチンの原因と症状は同じか⁉ 人の体にある「溜めるための法則」とは⁉

「溜めるための法則」は10ある!!

健康と食生活に関して、基本的な事柄、即ち「溜めるための法則」をお伝えしたいと思います。

1番目の法則、「人間は生きるために肝臓という倉庫に栄養を蓄え、子孫を残すために男性は精巣に、女性は卵巣とバストに栄養を蓄える」。この法則から考えると、今、流行のコロナのワクチンも肝臓に溜まり、卵巣・精巣にも溜まるということです。

このように考えると、例えば農家の人たちは、飼っているニワトリとか牛が死なないように抗生物質を摂取させたり、色々な肥料に化学薬品を入れているわけです。

それらがニワトリや牛や豚の肝臓や卵巣や精巣の色々な臓器や器官に溜まる。即ち、レバーと言われている肝臓や卵巣の卵に抗生物質や化学薬品が溜まります。

外食でそのようなレバーや卵を食べていて平気なのか。私たちの体には、溜めるための法則があるように思われます。例えば、中学生や高校生の時期は心身が成長期ですから、精巣・卵巣・バストが徐々に成長します。このような時期にお菓子や乳製品をたっぷり食べていたらどうなるか。

成長期なのでバスト・卵巣・精巣等に「糖質、タンパク質、脂質そして化学薬品」が溜まる。成長するにつれてバストと卵巣、精巣に益々蓄積されるので、歳を重ねるとさらに蓄積されます。また、スイス人やイタリア人の女性のように、乳製品を多くとっている国の方たちを見てください。若い頃はあのように痩《や》せてスマートだった女性が、30歳、40歳、50歳になると、お尻も太ももももバストもどんどん大きくなっている。

それは成長期に乳製品や卵などをとり過ぎて、そこに溜まる軌道が出来たからだと私は推理しております。

『人間は生きるために肝臓に溜め、

そして子孫を残すために卵巣・精巣に溜める』

これが「1番目の法則」です。

2番目の法則を考えていきたいと思います。コップに塩を入れて水で溶かすと、ほどよい量の塩は完全に溶けています。ところが、塩をたっぷり入れるとコップの底に沈殿します。コップを温めると温度が上がってまた溶けます。この2つの現象を頭に入れてください。これを私たちの体に例えると、コップが体で、塩は私たちが食べる食べ物とします。

ほどよく食べていれば、運動エネルギーとしてほどよく使われ、体重も極端に増えることはない。しかし、食べ過ぎれば、塩をたっぷり入れたコップの中のように体内に食べ物が沈殿します。ここで足ツボや整体を受けたり、並河式45度を行うことで熱量が上がれば、ガスバーナーであぶることで塩が溶けたように、食べ過ぎたものもほどよく使われます。

ところが、そこからさらに食べ過ぎると、結局は体に沈殿します。どこに沈殿するか。初期の頃は血管でしょう。血液はドロドロになり、血栓という沈殿物が出来る。それが体を回って、心臓、肝臓等に沈殿すると思われる。肝臓に溜まると肝硬変や肝臓癌、リンパに溜まれば血液の癌と言われるのかもしれません。

このように、病気というのは食べ過ぎて、沈殿物が出来ている状態なのかもしれません。私たちは食べ過ぎです。昔の人が「腹八分目」と言いましたが、今は腹五分目でも多いかと思われます。

私たちの体はコップ。『食べ過ぎたら沈殿して、それが血栓や腫瘍、肉腫になる』のです。これが「2番目の法則」です。

3番目の法則は、「あぶり出しの原則」です。白い紙にミカンの汁で字を書いてあぶると、字が浮き出てきます。ミカンの汁で書いていなければ、あぶっても何も出てきません。白い紙が私たちの皮膚だと思ってください。皮膚に紫外線が当たっても、皮膚にシミになる元がなければ、シミは出来ないということです。

その証拠に、皮膚に太陽が当たったところは全部日焼けしますが、シミは出来るところと出来ないところがある。それは何故か。シミが出来たところは、ミカンの汁のあぶり出しのように、皮膚の下にシミの元になるものがあるからです。即ち、食べたものが体内から追い出されて、表面に出てきたところに紫外線などが当たると、シミが出来る。これは病気ではなく、『しみ出し現象、あぶり出し現象』です。これが「3番目の法則」です。

「4番目の法則」は、「人間の体には『大腸・小腸』『動脈・静脈』『リンパ管』『神経』『気道』という5つの管がある」ということです。5つの管を高速道路、国道、県道、電線、村道に例えます。食べたものは小腸に入って大腸から出されます。小腸と大腸は大きな太い管ですから、これらを東名高速、中央高速とすれば、動脈。静脈は国道1号、国道2号に、リンパ管が県道に、神経が電線に、気の道が道なき道や村道に相当する。これらの道路が破損すると私たちの生活が困るように、この5つの管が詰まると病気になる。『体には5つの道がある』という「4番目の法則」を押さえておいて頂きたい。

5つ目の法則は、『内部と外部では内部がより大事』ということです。

物事を捉える際、内部外部の両者が必要ですが、私は外部より内部から捉えることがより重要であると考えております。しかし、欧米の方たちは外部

	1	2	3	4
外部の力	親鳥	なし	ふ化器 代用品	親鳥
内部の力	死 生命なし	生 生命あり	生 生命あり	生 生命あり
結果	× ひよこが生まれない	× ひよこが生まれない	○ ひよこが生まれる	○ ひよこが生まれる

から物事を捉える方が多いが、東洋人である日本人は内部から捉えることが多い。私は37年前に、著書『体内戦争』で病気の原因は外部環境より内部環境だと書きました。勿論、病気は内部と外部が相重なってなるということです。わかりやすい例で言うと、ニワトリの生きた卵と死んだ卵が全部で4つあると想像してください[上の表を参照]。生きた卵を親が温めれば、ヒヨコが生まれます。ふ化器という代理の親を与えても、適切な温度に設定すればヒヨコは生まれます。

親もふ化器もなければ、ヒヨコは生まれません。死んだ卵は、どんなに親鳥やふ化器で温めてもヒヨコは生まれない。ヒヨコが生まれるという結果が出るのは、温めるもの（外部）と生きた卵（内部）の両者がそろったときです。ただし、外部には代理品がありますので、親が温めてもいいし、ふ化器で温めてもいい。どちらでも可能ですが、卵が生きていなければ、何をやってもヒヨコは生まれません。

私が言いたいのは、結局は内部が外部より大事だということをニワトリの卵を例に説明しました。即ち、欧米的発想は外部を重要視し、日本人はどちらかというと、内部を重要視する傾向があるようだ。

内部と外部では内部がより大事だということが「5番目の法則」です。先ほど、栄養は卵巣と精巣と肝臓等に溜まると書きました。その例が2人いました。

一人は30歳くらいの女性です。その方が中学2年生でもまだ生理がなかった頃、タンパク質や脂肪が多いバター、チーズ、ケーキなどを食べ過ぎたためか、先ほど述べた肝臓や卵巣に溜まり過ぎた結果、バストや卵巣が大きくなったと思われる。ですから下腹部が腫れて、お尻が大きくなったのかもしれません。マリリン・モンローも卵巣肥大だったのかもしれませんね。卵巣に溜まって子宮筋腫となり、お尻が大きくなったのではないか。

もう一人の男の子は、やはり中学生の成長期のときに、甘いチョコレートなど保存料や添加物が多いお菓子、バター、チーズなどの乳製品を食べ過ぎたためか、精神的に不安定になったので病院に行き、脳の薬を飲むようになったそうです。

成長期だから精巣と睾丸にたっぷりと保存料や添加物、そして乳製品が溜まったようです。私が施術した結果、すごくかゆがり、しかも乳製品らしい黄色っぽいオデキのような異物が皮膚に現れました。ですから、化学薬品や乳製品が体から出るときにかゆくなるようです。アトピー性皮膚炎は保存料や添加物の多い食べ物を多く取られた方に現れた症状ではないでしょうか。

このように、成長期に乳製品や化学薬品を取り過ぎると、卵巣と精巣に溜まることが想像出来ます。

また男性が栄養を取り過ぎると、精巣や睾丸に溜まって前立腺肥大になるのかもしれません。

特に、奥さんが夜のお付き合いをしてくれないだけではなく、女性とお付き合いがない男性は前立腺肥大になる確率が高いのではないでしょうか。一方、美食していても前立腺肥大にならない方は、溜まったものを出す機会があるか、食べ方や食べる量等をコントロール出来る方のようです。

私は昼に美食したら、朝と夜はあまり食べないようにしています。

このように食べ方をコントロールしながら運動をする。特に並河式45度をお勧め致します。


6番目の法則は、人間が四つ足動物だということです。

下腹部が顔、お尻が頭に相当すると考えてください。下腹部のところから股関節、そして脚がつながっている。頭のところから股関節に相当する脇の下、その首を通して脚に相当する腕が出ています。

両腕は両脚に対応しているということをお話ししました。ですから、両腕の脇のリンパは脚の股関節のリンパと対応しています。お尻と体のつなぎ目、即ち、ベルトのところが首に相当します。へそのところのリンパの塊に首の両サイドのリンパの塊が対応しています。丹田よりちょっと上ですね。ここにリンパの塊がある。

おへそのリンパは大事です。おへそのリンパが汚れている方は、糖化しておへそが茶色く汚くなっています。ベルトが当たる腰の部分に相当するところが首でしたから、首のところが固まって、首が曲がりにくくなる時は、腰にも問題があるようです。

脚が腕で、足首が手首に相当するから、足裏が手のひらに相当する。顔がお腹で、頭がお尻ですから、口が生殖器に相当する。生殖器の周りに毛があり、口の周りにヒゲがある。

体にはこのように「6番目の法

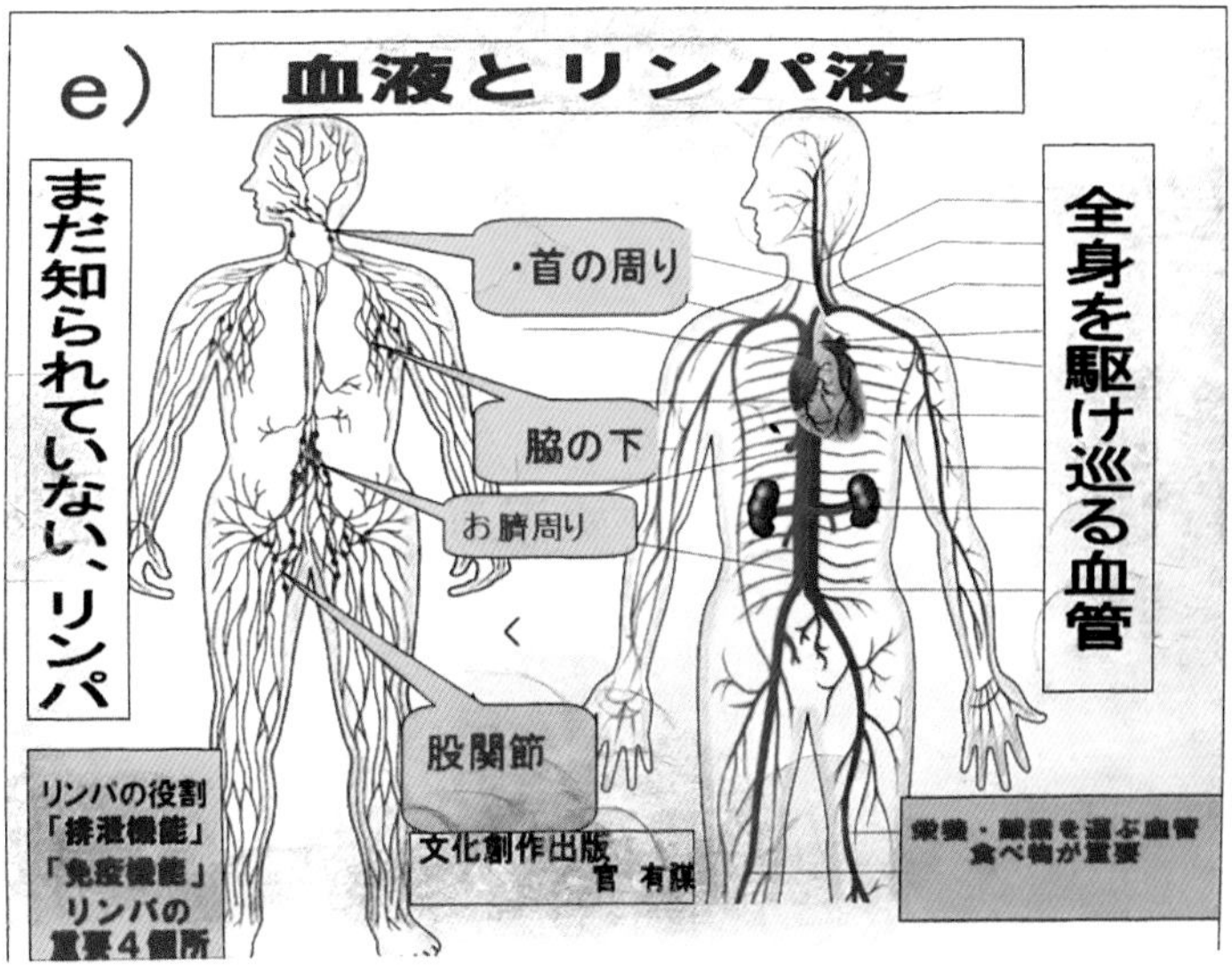

則」があるのです。

今、お伝えしたい大切な推論の一つは、コロナも癌を含めた現代病もその原因はほぼ同じなので、同じような対処法で改善可能なのではないかということです。

最近、欧米のある博士が、脂質のナノ粒子がリンパ節、脾臓、肝臓、胆のう、卵巣、精巣に溜まってプラットフォームをつくっていると述べておりまs。これはなかなか重要な情報ですね。

要するに、動物性の脂にしても、植物性の油にしても、タンパク質と脂質の細かい粒子（ナノ粒子）がリンパ・脾臓・肝臓・胆のう・卵巣・精巣に溜まっているということです。

先ほども、人間の『体と食物との関係の本質』は食べたものが卵巣・精巣・肝臓・バストに溜まると言いました。特に四つ足動物の脂質とタンパク質と化学薬品がプラットフォームをある条件下で、体内につくっていると考えられます。

次のような情報もありました。

欧米で、コロナのワクチンを接種した方の血管に、異様な白い物体と血栓が出来ていると報告されています［写真1］。施術を受けに来られていた方は、昔から毎日バターやヨーグルトなどの乳製品を食べ、朝夕はチョコレートばかり食べていた。勿論ワクチンは接種していません。その方が私の施術を受けたら、先ほどのコロナワクチンを接種して血栓が出来た人の写真と同

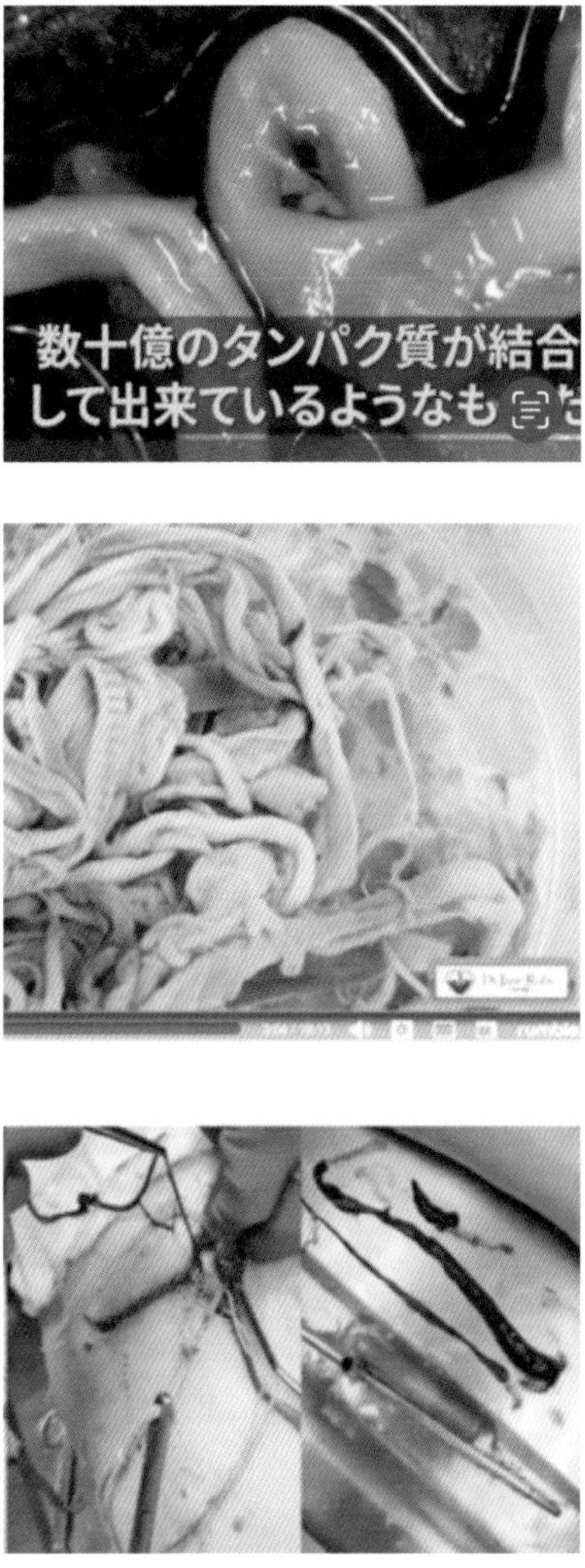

写真1

じように、40～50センチのミミズのようなものが出た。このミミズのような白い塊は、乳癌の方のバストから出てきたものに似ています［写真2］。

《並河式：食足気功法》、即ち整体と気功と足ツボで施術すると、免疫力があがって、体内から老廃物が出る。だから白いものが出たり、赤い血が出たようです。ほとんどの病気が血栓、血の塊、即ち血液とリンパ液に問題があるのであって、外部から来る菌やウイルスやストレス等は間接的要因ではないかと思われる。

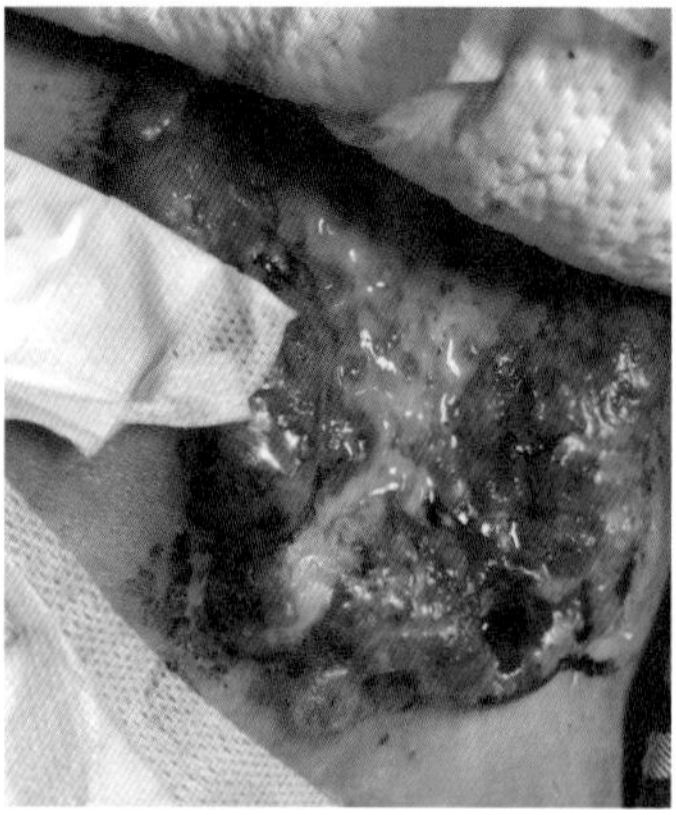
写真2

7番目の法則は、病気は血液やリンパ液に関係しているということです。食べ物は口から入って、胃で壊され、小腸で吸収されて血管の中に栄養分として流れている。血管内が栄養過剰でドロドロになると、血圧が上がるという現象が起きます。

それを放っておいて何年か経つと、血栓が出来てくるわけです。その血栓が体の中をグルグル回って、また何年か経つうちに心臓、肝臓、膵臓《すいぞう》などの臓器の中を通過し、それらの臓器や器官の細胞の中に組み込まれ、腫瘍になって行くと考えられる。その前に、血栓から血餅《けっぺい》が出来て、そのようなものが体内をグルグル回って5年・10年と経過すると、ある時は肉腫になるだろうと考えられる。

もう一度繰り返して述べると、食べたものが小腸で吸収されて栄養になる。それが過剰になると、血管や器官や臓器に血栓というゴミが沈殿します。食べ過ぎて残ったゴミが血管内などに血栓を作り、腫瘍や肉腫になる。多くの病気が外部から来る菌やウイルスやストレスだけではなく、食べ物による血栓もあるのではないかと推理しています。これが「7番目の法則」です。

8番目の法則ですが、人は何故癌になるのか。

まず、癌とは何か。東京癌センターでは、癌は糖分の塊である糖鎖にタンパク質、脂肪が絡んだものだと、かつては報告されていた。欧米でも、癌は脂のようなものだと伝えていた。彼らは癌を外的要因と捉え、外から来た生き物が糖質とタンパク質を食べに行くようにイメージしていますが、私は癌に関して別の捉え方をしています。癌細胞が動きまわって食べに行くのではなく、細胞の中に糖質やタンパク質等が入ってくるイメージです。癌は糖質とタンパク質と脂質、そして化学薬品の塊ではないのか。現代医学は病の原因を外部の菌やウイルスやストレスや紫外線に求めるが、病の原因は上記の外的要因だけではない。一番の原因は、コップの中の塩と同じで、糖質とタンパク質と脂質と化学薬品のとり過ぎでそれらが沈殿する現象に似ている。では、それらがどうして体内に沈殿するのかを考えます。ここはとても大切な箇所です。

牛・豚は約40度の体温です。ですから、肉や乳製品は40度以下では固まりやすい。肉は火で焼くと血が出て来るし、バター、チーズは冷凍庫内で固まっている。人間の体温の平均は約36度台、癌患者は35度台と言われます。動物性タンパク質や脂肪が人間の体温との約5度の温度差で固まると思われる。この事は非常に重要なことです。

日本人は大豆、納豆、豆腐のタンパク質を多くとりますが、欧米人はバター、チーズといった乳製品や四つ足動物のタンパク質が多い。また、日本人はそばやお米など手についてもさらっと水で落ちるものを食べていますが、欧米人は手についたら水では落ちにくい小麦粉をパンやピザで食べている。

このような状態で減塩すると、糖質とタンパク質で出来ているムチンを溶かしてくれる塩が足りないので、益々固まってしまう。さらにクーラー、そして氷を入れた飲み物の飲み過ぎで、体が冷えるから益々固まりやすい。

足ツボで足裏を刺激すると足裏に対応した内臓が刺激を受け、体温が上がります。整体で表面、気功で神経と細かい細胞にエネルギーを与えて活性化させることによって、体が元気になっていく。勿論、それらより食事が最も体を活性化させることは事実である。

食べ過ぎない、冷やさない、減塩しない。健康を維持するのは実に簡単だということに気付くかと思います。癌とコロナの原因と対処法は同じなのかもしれません。欧米人はコロナで多くの方が亡くなっているが、日本人はそうではないようです。

その理由は海辺の漁師さんでわかるのではないでしょうか。彼らは四つ足動物である牛や豚をたくさん食べていると言うより、魚のタンパク質や脂質を多くとっていると思われます。さらに、空気中から塩分、そして海藻、ヒジキで塩をとっているから元気なのかもしれません。塩がタンパク質を溶かすことは、多くの人が経験しているかと思います。魚を釣った時、魚のネバネバ成分である糖質とタンパク質で出来ている「ムチン」は海水で洗えばとれます。また漁師には鬱病のような人は少ないとされ、体の動きも速い。

ここで日本人の食べる肉やバター、チーズの量は、欧米人よりはるかに少なく、魚が多い。ですから日本人は幸い、欧米人よりコロナで亡くなる方がまだ少ないと思われます。

東京癌センターでは、癌は「糖鎖に脂質とタンパク質」が絡んだものと書かれていた。また、コロナワクチンはタンパク質や脂質のナノ粒子で体内にプラットフォームを作り、肺炎や心筋炎等の病を起こして亡くなっていると、欧米の化学者が報告している。ですから、癌もコロナも原因が同じで、『糖質とタンパク質と脂質と化学薬品等』ではないかと推定しています。

――それでは植物性タンパク質のマーガリンは悪くないんですか。

並河　悪くないですよ。私の家族はバターより、マーガリンを多く頂きます。

――マーガリンも色々ありますからね。プラスチックと同じだと言う人もいます。

並河　確実に、そのようなことが言われていますが、創健社の出しているべに花のマーガリンを我が家では約60年、これしか使っていません。この会社は、桜沢如一《さくらざわにょいち》先生の奥さんの里真さんが関係している会社です。

――僕はリマクッキングスクールの卒業生です。あれはオーサワジャパンじゃないのですか。

並河　そうですね。アメリカ、ヨーロッパでは、桜沢如一先生のことをジョージ・オーサワと呼んでいます。

――創健社も同じだから、オーサワの店に置いてあるんですね。

並河　そうです。私も前から自然食に凝り、東洋哲学や医療関係を勉強しているから、つながりは知っています。

船瀬さんは桜沢先生の理論を学んだ森下先生から学んでいましたし、森下先生はかなり桜沢先生の影響を受けています。

――森下先生の最後の本をうちで出しました（『森下敬一博士と語る【腸＝室《むろ》】理論』ヒカルランド）。

並河　私は桜沢先生の本を、市販されていないコピー版の本も合わせると約40冊読みました。私の原点です。

私が横浜市立大学の数学科出身でありながら、今日の東洋医学系に携わった経緯を知って頂くために、並河家と小原家の関係を述べさせて頂きます。

「並河家の家紋は明智の家紋で、並河家は徳川松平家の武士となり、明治の時は数字を扱う財務省に勤め、東京台東区根岸4丁目108番地に住んでいた。当時、この地域には夏目漱石などが住んでいました。

また、小原家は徳川一橋家の御殿医であり、小原家と並河家は約570年前から何度も養子縁組をしていました。私から見て、3代前のご先祖（曾祖父）が御殿医の小原家から並河家に移り、今日で言う財務省に勤めたが台湾に飛ばされて、マラリヤにかかり亡くなりました。尚、曾祖父の父親である4代目の高祖父は小原家でした」

並河家は代々御殿医の家系でしたので、私は東洋医療や食事に興味があったので桜沢先生や久司さん等の本はたくさん読みました。本になっていないコピー版も幾つも読んでいました。ヨーロッパで日本食を広げた桜沢如一先生の理論を深く知っている人は、今は少ないと思います。

桜沢先生のことを一番深く知っていたのが、先生の弟子の久司《くし》道夫さんだと思います。久司さんはアメリカに渡って、日本食ブームの火付け役になりました。桜沢先生は砂糖と肉の害を訴えたが受け入れられず、日本からフランスに渡り、フランスで活躍されて賞を取っています。

マーガリンはプラスチックだとか言われていますが、乳脂肪の塊であるバターやチーズの汚れについては何も言いません。

では、牛からどのように牛乳を取り出していますか。牛は交尾しないのに乳を出し、ニワトリは交尾しないのに卵をつくる。どうしてか。牛とかニワトリには成長促進剤である肥育ホルモンが使われております。ですから私は先ほど述べたように、創健社のべに花マーガリンを60年以上前から食べています。

――それはどこで買えるんですか。

並河　スーパーで売っているところもあるかもしれませんが、自然食の店なら置いてあるところもあると思います。

――牛の乳は脂肪分の値が3・5以上、これは自然界では病気レベルらしいです。

並河　病気になるのは不自然なものを食べさせられて、しかも清潔でない狭いところにいるため運動不足もあります。

癌のことをもう一度まとめておきます。

癌は、アメリカでは「脂のようなもの」、日本の癌センターでも「糖鎖にタンパク質、脂質が絡んだもの」と報告されている。しかし、科学者たちは、癌が「糖質、タンパク質、脂質の他に化学薬品」が絡まっていることは言わないと思います。いずれにしろ、癌の成分は「糖質、タンパク質、脂質、そして化学薬品」ではないだろうか。

癌だけではなく、目脂《めやに》・鼻汁・痰・フケ・にきび、そして男性の精液の成分もほぼ同じ、「糖質、タンパク質、脂質、そして化学薬品等」だと思われる。


「9番目の法則」


「10番目の法則」は、体は過剰なゴミを体内から外へ出す。

大腸に溜まったら便で出します。出すことは病気ではなく、人間が生きるための現象です。固体の大便、液体の小便、そして気体の咳や屁や邪気。これらを出すことが大切です。これは大原則です。

お客さんの中には、施術した後、好転反応で白目が真っ赤に充血しましたが、2週間後には自然と綺麗に戻りました。

次に、脳に溜まったものはどのように出しているのでしょうか。

脳に溜まったものは、頭皮で出し、目脂で出し、鼻汁で出し、痰で出し、耳垢《みみあか》で出しているようだ。脳は自分で穴という穴、即ち目・耳・鼻・口から出しています。体全体は肛門・へそ・皮膚等からも出している。至るところ

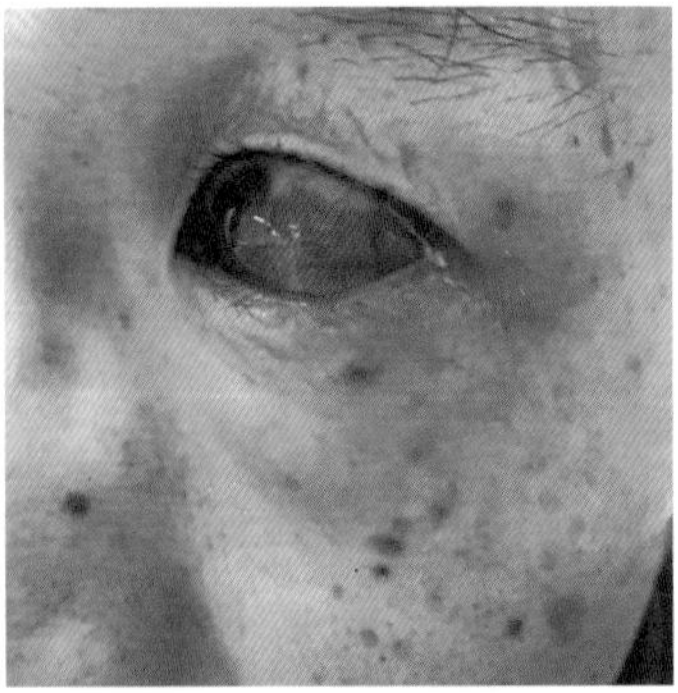
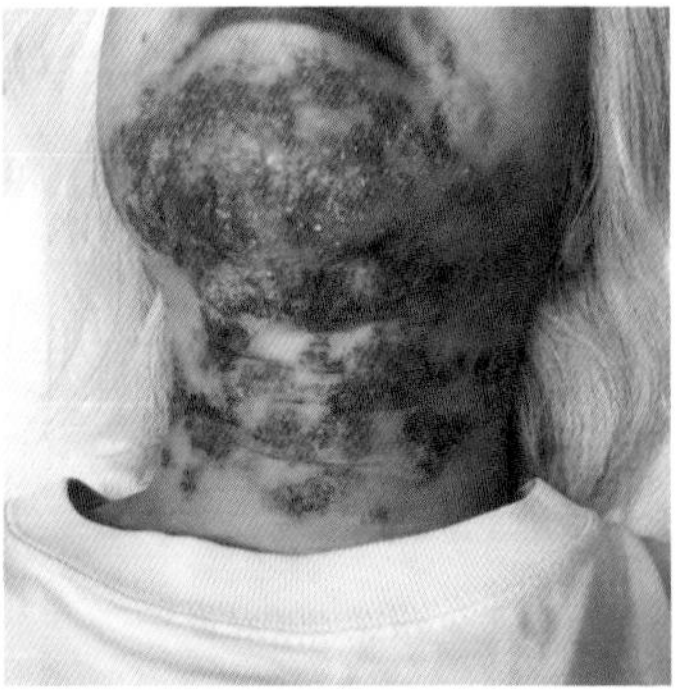
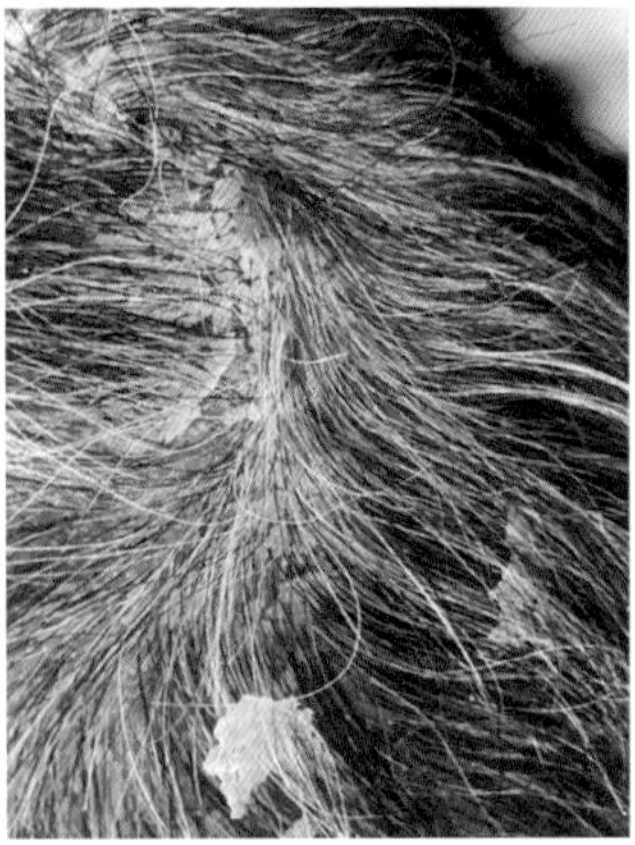
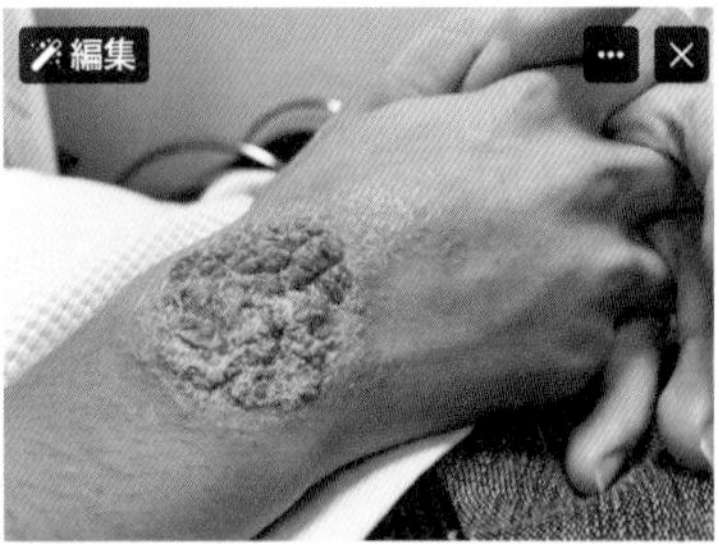
編集
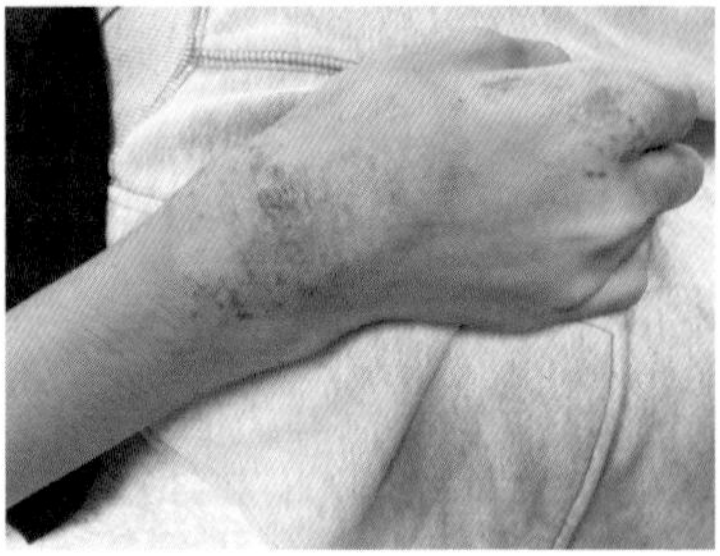

で出している。このように出ることは生きるための現象であり、体内に溜まった過剰な老廃物である、「糖質・タンパク質・脂質・化学薬品」を出しているようです。出すことは良いことです。ですから、鼻血を出し、口から血の塊が出たり、お手洗いで大量の血が出る方もいます。この現象は体内に過剰に溜まったものが出ているだけかと思われます。出すことはいいことです。

アトピーは病気ではなく、体がゴミを出しているだけではないでしょうか。皮膚に色々なものを塗る必要はなく、体内から溜まったゴミを出すことです。


繰り返しになりますが、癌は「糖質とタンパク質と脂質、そして化学薬品の塊」です。そして、私たちの体は出そう出そうとしている。「2番目の法則」のように、体内に取り入れ過ぎたものは沈殿する。出し切れないで沈殿したものが血管や器官や臓器に溜まり、これらを腫瘍とか肉腫、時には癌というのではないか。

癌が温度差で固まることも、ぜひ知って頂きたい。四つ足動物の体温は39・5度、約40度です。人間の体温は平均36度台なので、人間と四つ足動物との温度差5度で固まると考えられます。魚は水温5度や10度や15度のところで泳いでいるのに、魚の血液とか組織液は固まりません。ですから魚を食べても、36度の体温である私たちの体の中では固まりにくいが、40度の体温を必要とする四つ足動物と乳製品、バター、チーズは固まりやすい。冷蔵庫に入れると、バターは固まっていますが、マーガリン、豆腐、豆乳も極端には固まりません。また、小麦粉は手についたら落ちにくいので、これも固まる原因かもしれません。

体内に血栓やオデキが出来る原因は、四つ足動物と小麦粉を食べ過ぎて、体を冷やし、体液を酸化させやすい砂糖や果物を大量にとることではないかと推理しています。そして、体を温めると言われているショウガ、血液をさらさらにすると考えられているフコイダンを多く含んでいる海藻も食べていないのではないか。また、血流を良くする運動が少なく、氷や砂糖や果物のようなものによる体の冷やし過ぎも考えられます。

病気になる原因の一つは減塩だと思われます。塩は糖質とタンパク質であるムチンを溶かしてくれます。魚をつかまえた手につくヌルヌルも、塩で洗うと溶けてさっぱりするし、医者は内臓癒着した患者さんの腹を切開した際には塩で洗います。また、通常の点滴も抗癌剤治療の際の点滴にも塩を入れていることからもわかるように、塩は医療界でもとても大切です。

このように塩を使うならば、普段から減塩のし過ぎは問題があるかと思われます。医者は塩を治療に使っているし、昔からお供えに「米と水と塩」が大事だと言われていました。

ところが、資本主義経済が定着してからか、塩が悪者になった。ですが、私たち患者の立場から見ると塩を普段から使えば、血管内のタンパク質と糖質、さらには脂質が溶けやすくなるので、血流が良くなり血の病は減るかもしれません。人の体内で固まりやすいと思われる四つ足動物の肉や乳製品を過剰に取り、それらを溶かすであろう、塩分が程よくある味噌や醤油や海藻から塩を取らない。そして、運動をしないで体を冷やすから固まる。

本来、人間の体は一生懸命、大便やお小水や咳のように、固体・液体・気体で出そう出そうとしているのです。

一方、人間の体は生きるために胆汁酸等で食べた物を分解し肝臓に栄養を蓄積する。まさに肝臓は倉庫です。さらに子孫を残すためには、栄養をバスト・卵巣・精巣等にも溜める。溜める一方で、解毒の役割もあるのに出さないから病気になる。その証拠に、高齢者とちがって成長段階の小学生や中学生には卵巣癌、子宮筋腫、肝臓癌等はあまり聞かないでしょう。

歳を重ねた高齢者には、脂質などが肝臓に溜まって肝硬変になるのではないか。簡単に言うと、肝硬変はフォアグラのようなものです。ガチョウをかごの中に入れて動かさないで食べ続けさせると、肝臓が大きくなってフォアグラが出来ます。運動をしないで、通勤電車に詰め込まれ、栄養をたくさん摂取したサラリーマンは、まさにフォアグラです。

人間は年齢とともに、食べ物や食べ方や食べる量を変えていくことが大切です。

わかりやすい例えで、40階建てのビルを建てる時に、セメントと鉄骨を運んでくるとします。ビル建設が40階に達した後も鉄骨とセメントを運び込みますか。運び込まないでしょう。それでも持ち込むと、ビルの周りが鉄骨とセメントだらけになってしまいます。

鉄骨とセメントは、私たちの体のカルシウムとタンパク質だと思ってください。私たちは、赤ちゃんから成長して大人になると、もう背は伸びません。それでもセメントであるタンパク質をとり続けたら、私たちの体はタンパク質過剰になってしまいます。ただし、完成したビルにひびが入ったり、たまには壊れます。その時はタンパク質が必要です。

――筋トレしたときも壊れています。

並河　その時はタンパク質をとってもいいと思います。

ところが、高齢者はもうそれ以上大きくならないのに、高脂肪・高タンパク質の乳製品や卵や肉を多く取る必要はないと考えられる。いいんですか。そのようなことをしたら体内にセメントが溜まって、結局血管に血栓、そして器官や臓器に腫瘍や肉腫が出来るのではないか。

ビルを40階まで建てたら、その後は内装のカーテン、ガラス、シャンデリアが必要です。これらがビタミンとミネラルに相当します。高齢者になって必要なのはビタミンとミネラルであり、特に高タンパク質や高脂肪は多くは必要ではないと思われる。

私たちはある程度成長したらほどよく食べて、あとは高脂肪・高タンパク質でない小魚とか納豆をとればいい。89歳の黒柳徹子さん、90歳の三浦雄一郎さん、99歳で亡くなった瀬戸内寂聴さんを使って、高齢者の健康のためにお肉を食べているコマーシャルをよく放映していました。

日本がアメリカに敗戦したのは、今から約78年前で、その後に粉ミルクや脱脂粉乳等が日本に入ってきました。鹿や猪の肉ではなく、牛肉が今日のように国民に定着したのが、仮に約50年前からとすれば、寂聴さんの99歳から50を引いてください。四つ足動物の牛や豚の肉が定着し始めたとき、彼女は約50歳でした。

と言うことは、今から約50年前、即ち牛肉や乳製品が日本国民に定着する前、寂聴さん、黒柳さん、三浦雄一郎さん方は四つ足動物の肉や乳製品より魚を多く食されていたのではないでしょうか。

しかし、50年前頃から今日まで、肉や乳製品といった欧米の食生活が増え、日本に定着したことは事実です。

ところで、今日飽食時代と言われて久しいが、現代は過食だけではなく、運動不足、さらに保存料や添加物などの化学薬品が多い。そのため、日本人の体がこれらによって低体温になり、免疫力が落ちて菌やストレスの影響を受けている。このような時に、２０２０年1月半ばからコロナが広がり、日本人の多くの方がワクチンを接種されている。

ところが、ワクチンによる酸化グラフェン、水酸化グラフェンがネットの世界では問題になっている。最新２０２３年3月時点の情報では、血管やリンパ管だけではなく、さらに狭い毛細血管に問題が現れた。それは微小血栓が原因と言われている。そこで、今の段階では酸化グラフェンについて簡単に述べておきます。

コロナワクチンを受けると酸化グラフェンが入ってスパイクタンパク質をつくり、それが血管を傷つけて、傷ついた血管の修復に血小板が集まって血栓が出来るのではないかと言われている。

ですが、私は酸化グラフェンや水酸化グラフェンが血栓になるのではなくて、酸化グラフェン、水酸化グラフェン、運動不足、ストレス、菌等は間接的な要因で、本質的な原因は食べ物ではないかと考えています。特に、四つ足動物の肉や乳製品、白砂糖等の過食によるものだと思います。

――これを言うと資本主義経済は大変ですね。みんながそういうものを食べなくなると、資本主義は小さくなりますが。

確かに資本主義経済は少し縮小しますが、現代人は運動不足で、過食だと思われます。この食物が良い、悪いではなく、食べる環境・食べる時期・食べ物の組み合わせ・料理の仕方等によることを強調しておきたいですね。

――並河先生ぐらいの年齢だと何が必要ですか。ビタミンとかミネラルとかですか。

並河　何が必要かは成長時期や環境によって違います。

例えば、子どもが大きくなるにはタンパク質が必要ですから、牛乳とか肉を食べても良いかと思います。

高齢者になったら、もう背が伸びないので、タンパク質はテレビのＣＭで放送されていた寂聴さんや黒柳徹子さんや三浦雄一郎さん方のように過剰に取る必要はない。

前述したように、ある程度完成したビルに必要なものはタンパク質に相当するセメントより、ビタミンやミネラルに相当するカーテン、シャンデリア、ガラス、机です。即ち、ビタミン、ミネラルそして植物性タンパク質が豊富なもの、例えばヒジキとか海苔などの海藻類や大豆製品の納豆や味噌、さらに梅干し等をとったほうがいいと思います。

Part 2

腫れること、糖化すること、染み出すこと
——病気とはこのことか⁉

癌や血栓の材料とは⁉

一般に病気の要因は、菌、ウイルス、ストレス、紫外線だと言われておりますが、それらは間接的な要因であり、癌や血栓が出来る原因は材料が体の中になければ出来ないので、食物が直接的な原因ではないかと思われます。糖質、タンパク質、脂質、そして化学薬品という材料が体の中に入ってきて、それらがストレス、温度差、ウイルス、菌等で固まって、オデキのような状態のものに、腫瘍とか肉腫とか癌という病名をつけられているのではないか。

では、別の角度から見て、どういう現象を病気というのか。それは、『腫れること、糖化すること、染み出すこと』、この3つの現象を病気だと言えるかと思います。

1つ目は、腫れることです。

まず、心臓が腫れる心臓肥大、肝臓が腫れる肝臓肥大、前立腺が腫れる前立腺肥大、盲腸が腫れる、ものもらいが腫れる、扁桃腺《へんとうせん》が腫れる。最終的には医師会も言い始めたように、体全体が腫れる現象をメタボと捉えている。『病気とは腫れること』だと私は言い続けています。

2つ目は、糖化することです。

糖分とタンパク質に熱が加わって茶褐色になることを糖化と言います。私たちの体の血管、骨、皮膚は、タンパク質やカルシウム等で形成されている。それが36度の体温とか運動して出た熱によって、糖化して茶褐色になる。ですから、生まれたときは綺麗な肌の人も、徐々にくすんでくる。タンパク質等で出来ている血管が糖化して固くなると、プツッと切れやすくなる。それは血管が脆くなる病気です。また、骨が脆くなって折れやすくなるのも糖化が原因ではないか。

糖化のわかりやすい例が卵焼きでしょうか。卵に砂糖を入れて卵焼きを作る際に、卵のタンパク質と砂糖の糖質に熱が加わることで卵が茶褐色の卵焼きが出来る。これが糖化です。

3つ目は、染み出すことです。

私たちの体は、食べたものを便で出し、お小水で出し、目脂で出し、フケで出し、鼻汁で出し、耳垢で出し、汗で出す。至るところから出しています。このように体内に溜まったゴミを出すことによって、私たちの体は健康を維持している。

皮膚のシミは外的要因の紫外線というより、内的要因である食物のゴミが体内から染み出した結果であることを一つの例を挙げて説明します。前でも触れましたが、白い紙にミカンの汁で字を書いて火であぶると、あぶり出しで字が浮き出てくる。ミカンの汁で書いていなければ、幾らあぶっても文字は出てこない。白い紙を皮膚とすると、皮膚の穴から何かが染み出てきて、にきびが出たり、汗が出る。そこに太陽から出てきた紫外線が当たると、皮膚にシミが出る……。

現代医学では、シミの原因は外的要因の紫外線だと言っていますが、私はシミの原因は紫外線だけではなく、むしろ内部から湧き出て来るものが大きな原因ではないかと捉えております。紫外線は間接的な原因であり、体の中に入っている糖分とかメラニン色素が出てこなければ、そこにシミは出来ないと考えるからです。

例えば、肌の日焼けは洋服で覆っていない部分は全面が黒くなる。ところが、シミの場合は紫外線が当たっても全面には出来ない。出来るところと出来ないところがある。ということは、シミの原因は紫外線ではなく、その下にあるメラニン色素などの成分ではないか。尚、メラニンはアミノ酸の一つであるチロシンで、このチロシンが酸化酵素の力でドーパ化合物になる。これがメラニンである。即ちメラニン色素はタンパク質です。

先ほどの例えで言えば、ミカンの汁で書いてあったところにシミが出来る。病気とは、『染み出すこと』ではないかと私は捉えています。

動かすところに集まる!?

もう一つ大事なポイントがあります。それは動かすところに色々なものが集まるということです。

例えば、水泳選手は肩を動かして泳ぐので、肩に血液が集まり、そこに筋肉が出来る。歌手は喉を使って歌うから、喉と気管支に血液が集まる。

そのとき血液が綺麗ならば問題はないのですが、美食し過ぎると血管の中にいろんな成分や化学薬品が入っているので、喉にゴミが集まりポリープやオデキが出来るのではないか。和田アキ子、森進一、サザンオールスターズの桑田佳祐、つんくがそうだと思われます。

このように、使ったところ、動かしたところにゴミという食物の成分や化学薬品等が集まるというのが原則の一つです。

その一つの例として考えられるのは、樹木希林さんです。樹木希林さんは、ほとんどの人が癌で亡くなったと思っているようですが、彼女が亡くなったのは癌ではなく、病院で残念ながら体調を崩して亡くなったのではないか。

と言うのは、樹木希林さんは、２０１８年8月13日に大腿骨を折って入院し、1カ月後の9月14日に退院されて、その次の日の9月15日に亡くなっている。

何故、大腿骨を折って亡くなるのか。樹木希林さんの義理の息子に当たる本木さんが、「義母は入院生活で危篤状態になった」とお話ししていました。

でも、これが放映されたのは一回限りです。多くの人は一度も放映場面を見たことがないと思います。

それでは、樹木希林さんが大腿骨を折ってから一カ月で亡くなり、本木さんが何故このようなことを言ったのか。

腕や指を折っても歩けます。膝を折っても杖で支えられます。でも、骨盤や大腿骨を折ると体が支えられないので、病院ではベッド生活になる。そうするとどうなるか。

寝たきりで足も手も動かさないと、食欲が落ちてくる。先生方は心配して、「それでは点滴しましょう」と言って点滴をする。点滴は10日間以上続けると非常に危険だそうです。また、食欲が落ちて食べられなくなると、胃に穴をあけて胃瘻《いろう》をする。点滴と胃瘻によって水分と食べ物は、食べたくなくても体に入る。寝たきり状態になると、動いているのは特に脳と肺と心臓です。生きているうちは脳が、呼吸しているうちは肺が、血液が流れているうちは心臓が動いています。他の臓器や器官はあまり動いていません。

このような時、動いているところに点滴の液体と胃瘻からの栄養が集まるので、肺に液体と栄養物が集まれば肺炎、心臓に集まれば心不全。脳に集まれば、幸い退院出来てもボケ老人になってしまうのではないでしょうか。ですから、樹木希林さんは癌で亡くなったのではないのではないか。

アルツハイマーは脳の糖尿病である⁉

アルツハイマー患者の脳の中には、糖質とタンパク質が多く、脳が茶色になっている。脳も糖化しているようです。

中国ではアルツハイマーのことを「脳の糖尿病」と言っている専門家もいるようです。一説によれば、アルツハイマーの原因はタンパク質だと言われていますが、2014年7月20日のNHKスペシャルで、アルツハイマー症候群の方に糖尿病に使うインスリンを投与すると、ボケが軽くなったと報道していました。インスリンと糖質の関係を考えると、脳にタンパク質だけではなく、糖質も多いことが推測出来ます。

さらに、NHKの「神の手」に関する番組で、医師が外科手術で脳を切開して、白い紐のようなものを取り出していました。この白い紐のようなものが糖質とタンパク質なのでしょうか。ですから中国の先生が、２０２０年頃に、テレビで「アルツハイマーは脳の糖尿病」と言い出したのもうなずける気がします。

事実、糖尿病になると、糖質とタンパク質が小水から出るとも言われています。ですから、脳に糖質とタンパク質が多いので、中国の先生が「アルツハイマーは脳の糖尿病」と言ったのでしょう。

代々、並河家に伝えられてきた東洋医学と足ツボの世界を絡めて考えると、『おヘソを中心に、右腕・右手と右脚・右足裏、左腕・左手と左脚・左足裏が各々対応している。そして、尻と頭、腹と顔、口と生殖器が対応している』と考える。

上記の頭・顔と尻・腹を対応させて考えてみると、腹・尻の下腹部にあるペニスからタンパク質と糖質が出ると糖尿病と言われます。そして、腹・尻に対応する顔・頭にタンパク質と糖質が溜まった状態が認知症なのか。この状態を中国の先生は「脳の糖尿病」と表現している。

人間の5つの管を高速道路、県道などに例えて考察する⁉

次に、大事なポイントとしましては、『人間の体には5つの管がある』ことを前でも述べましたが、さらに詳細にお伝えしたい。

大腸・小腸の太い管、動脈・静脈の少し細い管、リンパ管、神経、目に見えない気道という5つのパイプがある。これら5つのパイプを道路と電線に例えてみます。

大腸・小腸は東名高速・中央高速。動脈・静脈は国道1号・国道2号。リンパ管は県道。神経は電線。気道は形がわからない村道と私は例えています。

まず、食べたものが大腸・小腸に入り、そこにゴミが溜まる。大腸・小腸は動いていますから、内容物を送りながらも腸の外にも染み出して、大腸と小腸の表面がベタベタになり、大腸と小腸が癒着します。

さらに細くなった国道1号・2号に相当する動脈・静脈にゴミが入ってくると、動脈・静脈はドロドロになり血圧が上がるのではないでしょうか。

　血液の流れは血管の収縮と拡張の繰り返しでなされている。そして、血管の収縮と拡張は全神経の45％に当たる自律神経によってなされている。即ち、血管と神経は密接に関係している。ですから、血管から染み出たものが自律神経に触れて神経痛になる。神経痛の一つの原因は、動脈・静脈の血液の汚れがしみ出て神経に触れてなることもある。即ち、食の乱れが神経痛を起こしている。血管系とリンパ系を描いた図がございます。

　骨も筋肉もどちらも血液とリ

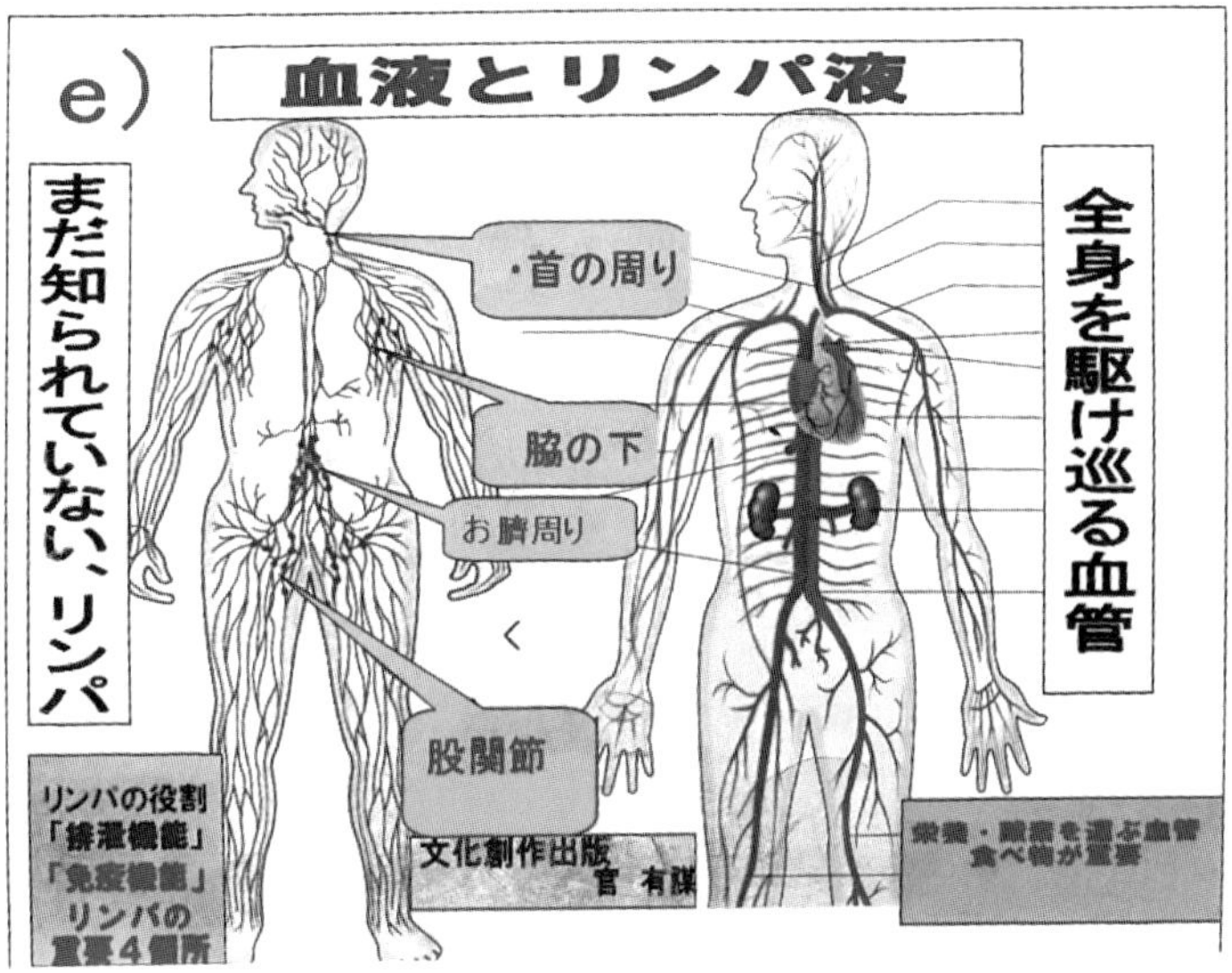

ンパ液が流れているのですから、結局骨や筋肉の病も血管系の血液であり、リンパ系のリンパ液によるものと考えられる。ですから、骨も筋肉も前ページの図に帰結すると考えられるので、骨や筋肉の病は食の乱れが原因の一つかもしれません。

朝は口が臭い

血液は動いたところに集まるから、食べたり、しゃべり過ぎたりすると、顎や歯茎に血液が集まる。この時、血液が汚れていれば、これが歯槽膿漏《しそうのうろう》ではないかと思われます。

時によっては、血が出るのは血抜き現象で良いのかもしれません。若い女性が膣から血を出し、男性が精子を出すように、口から血や臭いが出ているのは同じ現象なのか。腕や手が脚や足裏に、頭や顔が尻や腹に対応していると述べましたように、口や髭《ひげ》が生殖器やその周りに対応しているので、女性の生理や男性の精子を出すことは、口や歯茎から出る血や口臭と同じ現象なのかもしれません。

前日に口を洗っても歯を磨いても、朝は口の中が汚れて、口臭がある。それは体が老廃物を出しているからです。

数十年の歳月をかけてタンパク質や脂質、そして糖質を過剰に取り、そして運動して体全身に血液等を流すことをしないで、一部の脳や目を酷使し続ける学者や研究者は、目の水晶体や脳にタンパク質等が集中して、コラーゲン等による白内障や、脳に糖質やタンパク質が多い認知症などになるのではないか。目の病や脳の認知症は、菌やウイルスやストレス等だけではなく、食の乱れによるものではないか。ですから、中国の先生が認知症を『脳の糖尿病』と言ったのでしょう。

これも重要なポイントです。

癌は食べ物と化学薬品で出来ている!?

癌については、次のようなことを考えています。

国立がん研究センターの書類には、癌は「糖鎖にタンパク質と脂質が絡んだもの」だと書かれてありました。この書類は今は見当たらないし、テレビや新聞でもほとんど報じていない。アメリカでも、「癌は脂のようなものだ」と言われてましたが、アメリカの方々は脂の多い肉食をするので癌の原因は脂が中心であり、「ようなもの」がタンパク質とか糖質かもしれません。

日本やアメリカの一部で言われていることから推理すると、癌は糖質・タンパク質・脂質の塊のようなものなのかもしれません。ですが、さらに推理すると、前述しましたが、癌は『糖質・タンパク質・脂質、そして化学薬品』で出来ているのではないかと思われます。何故ならば、私たちは色々な食物から保存料や着色料などを知らない間に取っているからです。要するに、癌は「食べ物と化学薬品」で出来ていると思われます。

昔は、癌は「ウイルスとか菌」によるという発想で、抗癌剤を投与したり、放射線で焼き殺すという方法だった。ところが、最近では癌を殺すのではなくて、大きくさせない方法としてイレッサという抗癌剤が使われている。では、何故癌が形成されるのかを推理して頂きたい。これは重要なポイントですので、再度述べさせて頂きます。

要するに、人間と四つ足動物の体温の差、5度の温度差に由来するのです。医学界は癌がどうして出来るのか、どうして癌になるのか、何の成分で出来ているのかは言いませんが、癌の成分は四つ足の動物のタンパク質や脂質、そして化学薬品などが絡んだものではないかと考えられる。

次に、癌が何故体に出来るのかをもう一度考えて頂きたい。四つ足動物の体温は39・5度、約40度で、ニワトリの体温は41・5度。元々40度の体温が必要な牛・豚を食べたり、牛から出てくる乳製品である牛乳、バター、チーズを体温36度の人間の体内に入れたらどうなるか。ましてや、癌患者さんは35度です。ですから、癌患者さんと四つ足動物との温度差が5度生じます。

次に何故癌患者さんの体温が36度から35度に1度下がるのか。それは体を冷やすと言われている南方のコーヒーとか果物を食べ過ぎたり、保存料とかの化学薬品を取り過ぎて、さらに運動しないために体温が1度下がってしまったようです。

また、塩にはタンパク質と脂質を溶かす力があるのに、減塩をしている。

このような状況下の時に病をもった人は、36度の体温が35度ぐらいになって、40度の牛・豚と5度の温度差が生じるために体内に食物のゴミとして固まりやすくなる。そのために血栓とか、癌の成分が出来るのではないかと思われます。

一方、魚は水温10度、15度のようにさまざまな温度のところで泳いでいます。ですから、癌患者さんと魚の体温との差から考えると、不飽和脂肪酸の魚の血液では、魚を食べても人間の体内では血栓にはなりにくいと考えられます。これはすごく重要なポイントです。

塩はこのように大切です

次の大事なポイント、塩についてお伝えしたいと思います。

塩について、世界ではどのようなことが言われているのか。日本ではどのようなことが行われていたのか。お医者さんたちはどのようなことをしているのか。我々一般人はどのようなことをしているのか。以上のことを考えてみると、塩の大切さがわかるかと思います。

まず、塩は外国では昔どのようなものだったか。例えば、奴隷制度があった時代には体重60キロの奴隷と60キロの塩を交換しました。それほど塩が大事だったので、シルクロードで塩を運んだわけです。

塩は英語でソルト（SALT）。サラリーマンの「サラリー（SALARY）」はソルトから来ています。

日本では、神様へのお供えはお米と水と塩です。塩が悪いものなら、神様にあげるでしょうか。相撲の仕切りの際にも水と塩が大事です。また、塩は「清めの塩」として、葬式から帰宅した時に使用される。

このように塩はとても大切なのに、資本主義経済が発達するにつれ、塩が悪者になってしまった。

塩《ソルト》＝給料《サラリー》だったはずなのに、何故今、塩は悪者扱い⁉

　では、一般の方や医学界は塩をどのように扱っているのでしょうか。

　魚釣りをしている人はわかると思いますが、魚をつかまえると魚の表面がヌルヌルするので、海水で手を洗って綺麗にする。これは、大腸・小腸が癒着してヌルヌルした時、お腹を切開して腹の中を塩水で洗うのと同じです。このヌルヌル成分はムチンといって、糖質を多く含む糖タンパク質の混合物です。

　ところで、疲れたときに病院に行くと点滴してくれます。食物の取り過ぎなどによって、血液がドロドロになる。脳がそれをキャッチして、一生懸命、血圧を上げてくれる。血圧が上がるのは本当に塩のせいなのでしょうか。

　医学界では通常の点滴でも、血液に生理食塩水やブドウ糖などを入れています。また、抗癌剤治療では、体の大きい男性には60ミリリットルの抗癌剤を440ミリリットルの生理食塩水に、小柄な女性には30ミリリットルの抗癌剤を470ミリリットルの生理食塩水に混ぜて使います。医学界は塩を生理食塩水として癌の治療に使い、また一般の点滴でも塩を活用し、さらに内臓癒着にも使います。このように塩を使うならば、普段の日常生活でも塩を取り入れたほうが病気になりにくいのではないでしょうか。

これほど大事な塩をどうして減塩しなくてはいけないのか。私は疑問に感じます。

自然治癒力を増す4つの方法。これが並河式と医学の違いだ!!

私の施術による自然治癒力を高める、4つの対策です。即ち、

(一)足裏マッサージ
(二)気功法
(三)整体
(四)食事療法

の４つです。

㈠の足裏マッサージは内臓にエネルギーが届く。

㈡の気功法は細かい細胞や神経にエネルギーが届く。

㈢の整体は体の表面全体にエネルギーが届く。

㈣の食事療法は次のように言えます。即ち、病がある場合は数カ月間食事の制限をします。しかし、健康を取り戻した方には、食物はこれが良い、これが悪いではなく、食べ方・食べる量・料理の仕方・食べる組み合わせです。


足裏マッサージ・気功法・整体・食事療法の４つの方法は自然療法に近いので、まず危険なことは少ないと思います。足裏マッサージは少々痛いかもしれませんが、これは自然治癒力を増す一つの方法です。

現代は、いかに東洋医学と西洋医学のバランスをとるかが大事です。何故ならば、東洋医学は即効性が低いので、出血への対応は行いにくい。そういう意味でも西洋医学の大切さは勿論あります。どちらが良い、悪いではなく、両者の協力が大切ではないか。

不都合な真実であっても、かつてはメディアで報道されていたけれど、今は!?

不都合な真実は今はほとんど報道されませんが、10年ほど前は次のような情報が新聞やテレビにたくさん出ていました。

例えば、読売新聞の「医療ルネサンス」という特集で、鎮痛薬で胃潰瘍や食欲不振になるとか、肺炎の頻発は薬が引き金であると書かれていました。また、骨粗鬆症《そしょうしょう》の薬が副作用を起こし、腹痛止めが激痛を招いたとも報じていました。

エイズも薬が原因!?

スモン、HIV、ヤコブ病、C型肝炎など、過去の薬害の概要と訴訟の結果も情報機関に出ていました。

「スモンは整腸剤キノホルムの副作用による重い神経障害で、失明者も相次いだ。１９７９年に和解書に調印し、国と製薬会社は責任を認め、薬害の発生防止に努力することを確約する」と書いてあります。

ＨＩＶはアメリカの非加熱製剤が原因で、患者さんに和解金が支払われていた。ところが、当時でもテレビはこういうことを伝えませんでした。エイズの感染はいかがわしいことをした人がなると報道されていたので、多くの人はそのように思っていたのではないか。

ヤコブ病に関しても２００２年に和解が成立し、国と製薬会社は和解金を払う。またエイズ感染者には１９９６年、スモン感染者には１９７６年に和解金が払われています。Ｃ型肝炎感染者にも２００８年に給付金が被害者に支給されています。

そして統合失調症は、幻覚・妄想を見る、誰かの声が聞こえる、奇異な行動をとるといった症状ですが、これらは薬の副作用が疑われ、減薬の動きがあった。以上のように、成人病も神経症も薬が原因ではないかと日経新聞等に報じられていた。

お分かり頂けたかと思われますが、薬が色々な病気の要因を生み出している可能性があります。次にこのような薬が妊婦さんにどれほど影響を与えるかを説明するために、次のところで『人間の寿命は660歳である』がどのような意味かを説明して、妊婦さんについて従来とは異なったアプローチをしてみたい。

即ち《時間と空間》を違った捉え方で人間の寿命を考え、そして妊婦さんの生活習慣の大切さを知って頂ければと思います。

人間の寿命は、660歳である!?

1986年に著した『体内戦争』（日貿出版社）の中で述べさせて頂いた、〈人間の寿命660歳説〉を説明させて頂きます。

そのためには、はじめに物事を「時間と空間」で捉えてみます。テレビに出演されている林先生は、「今でしょ」と言いますね。即ち、「今」という時間を捉えている。私は、「ここ」という場所と「今」という時間の両者を捉えて、『今でしょ』ではなく、『ここ、そして今』という言葉で表したい。この言葉は、京都の大徳寺大仙院の尾関宗園《おぜきそうえん》住職が述べられたものです。

物事を考えるには時間だけではなく、空間も捉える必要がある。即ち、時空間で捉える必要がある。ですから、人間の寿命を考えるには時間と空間を考える必要がある。

例を挙げると、お母さんは「セミは地上に出て10日間ぐらいで死んでしまうから、かわいそうだから逃がしてあげなさい」と言う。でも、それはセミを地上だけで見ているからです。セミは地下に7年と言われているので、空間論で捉えてもセミの寿命は「地下で7年と地上で10日だと考える」必要がある。そう考えると、人間はお母さんのお腹の中で10カ月、地上に出て平均80歳とするならば、人間の寿命は80歳ではなく、「80歳と10カ月」と言うべきです。物事を時空間で捉えるとは、このように地上と地下の両面を考えることではないでしょうか。

次に、100メートルの巨人と、10メートルのろうそくと、アリがいたと仮定します。巨人にとって、自分の10分の1の10メートルのろうそくは、私たちの30センチほどのろうそくに匹敵して、巨人にとっては数日で消えるろうそくかもしれない。ところが、アリから見ると、10メートルのろうそくは東京タワーが燃えているように見えるかもしれないので、2日や3日では消えない。

そう考えると、物事を捉える時、即ち時空間の時間で考える必要がある。そこで、「待てよ。この時計は飛行機のような非生命体の物質にはいいが、生命体の受精卵には合わないのではないか」と気づいたのです。

この時計は光の影を投射して作られているので、一定に動いている。ですからある程度一定に動く新幹線とか飛行機には、この一定に動く時計で時間は計れる。新幹線や飛行機が等速直線運動しているところでは、この時計で時刻を計れる。

ところが、母胎で精子と卵子が結合すると、1個が2個、2個が4個、4個が8個、8個が16個と、ものすごい勢いでパッパッパッパッと増えていく。即ち、等速直線運動的に増えるのではなく、指数倍数的にものすごい勢いで増える。ですが、時計は一定に等速で動いているから、増える勢いに追いつかない。母胎の中の赤ちゃんは、私たちの一定に動く時計で計ると10カ月だが、お腹の中で爆発的に増えているので、この一定の時計では計れない、と考えられます。

私たちが今日使用しているこの時計は機械的に動く非生命体には良いが、精子と卵子が結合して、爆発的に増加するような生命体には当てはまらないのではないか、これは悲しいときは時間が長く感じられるし、うれしいときは時間が短く感じられるのと同じではないでしょうか。

以上のように、母胎内の精子と卵子の結合は一定の等速直線運動をしていない。このような生命体を考えるには、物事を時空間で捉えると同時に、従来の時計とは違った概念の時間で捉える必要があるのではないか。

それでは人間の寿命が何故80歳ではなく、660歳になるのかを考えてみたい。

精子と卵子が結合して、3キロの赤ちゃんがオギャーと生まれるのに約30億倍になっていると言われている。この間は爆発的に変化している。そして、3キログラムの赤ちゃんが20倍の60キログラムの重さになるのに80年かかっている。この間はほぼ一定の等速直線運動で変化している。お腹の中は、たった10カ月間と言うけれども、精子と卵子の結合体の細胞分裂はものすごい勢いです。だから、体内は10カ月間ではないのです。

体内の経過を従来の時計で追いかけないで、特殊な計算をすると、10カ月間が580年間に相当する。地上に出て80年間ですから、両方合わせると660年間になります。ですから人間の寿命は660歳になると考えたわけです。

では、もう少し説明をすると、細胞1個が2個、2個が4個、4個が8個になる。細胞分裂だから、2を何乗かしていきます。3キロの赤ちゃんが60キロの体重になるには20倍で、2の3・4乗が20倍になる。ところが、赤ちゃんはオギャーと生まれるまでに30億倍になる。2を何乗すると30億倍になるかというと、31乗。3・4乗を私たちは80歳と言っているならば、31乗は580歳という計算になります。ですから、人間の寿命は80＋580＝660、よって人間の寿命は660歳。詳しい計算は、『超復刻版 体内戦争』を参考にしてください。

このように人間の寿命を捉えると、人間はお腹の中にいるときに体質がつくられます。私たち大人が薬を少し飲んでも、大した影響はありません。でも、妊娠中のお母さんがサリドマイドなどの薬を飲むと、精子と卵子にとっては薬が莫大な量になり、大きな影響を与えるのであろうと想像が出来ます。ですから、体内で頭のいい子、足の速い子が決定されてしまうのかもしれません。このことをあまり強く述べると教育的に難しい問題が出てきます。

この問題点を次のように捉えました。それは、これから誕生するお子さんには妊婦であるお母様に、すでに生まれているお子さんには体質改善がなされるよう、このような本や講演会でお伝えする。伝えたい内容は次の3パターンの食生活理論です。

①食生活を地球規模的に捉える。即ち、食生活には身土不二《しんどふじ》の法則があり、北極と南極の国土を考える。

②食生活を酸性・アルカリ論で捉える。即ち、食生活を酸性食品とアルカリ性食品とのバランスで考える。

③食生活をナトリウムとカリウムの比率で捉える。即ち、ナトリウムとカリ

ウムの比率を〔1〕にするようにバランスを取る。詳しくは別冊を参考にしてください。

超復刻版は27歳の時の論文をもとに34歳の時に日貿出版社から出した『体内戦争』です。尚、ヒカルランド社から本書と同時に再発売されます。

人間の寿命の計算論法で、食べ物を酸・アルカリ論やナトリウム・カリウムの比率理論等で見れば、体質はある程度変えられると思われます。と言うのは、人間の脳細胞の神経伝達は、ナトリウムとカリウムの比率によって決まるし、体質も酸・アルカリ論等で変化するものと考えられます。ある資料から作成した表に関しては、超復刻版を参照してください。

遊牧民族と農耕民族

一般的に、欧米人は遊牧民族で、アジア人は農耕民族と捉えることにします。遊牧民族は馬に乗って牛や羊を追いかけながら移動し、農耕民族は土着する傾向が見受けられる。

遊牧民族には群れを引っ張っていくリーダーが存在する。ですから、遊牧民族が多い欧米人が奏でる音楽の世界では、リーダーは指揮者として現れ、政治の世界では大統領として現れているように思われる。一方、農耕民族的な日本人が奏でる音楽、例えば尺八や琴による演奏には、師匠はいるがリーダー的な指揮者のような存在はいない。

次に、リーダー的存在がいる欧米人は、何かというと他力本願ではないか。「私は悪くないよ。悪いのはアダムとイブがヘビの誘惑により、神様から禁じられていた木の実を食べたからだ。いつかキリストが来てくれて、私を助けてくれる」という他力本願です。一方、日本昔ばなしの桃太郎でも一寸法師でも、「いやいや、私が鬼を退治します」という自立本願で書かれております。

また、遊牧民族である欧米人の油絵は、白いキャンパスを色々な色で描く、まさに征服的な描き方に思える。しかし、農耕民族である日本人の墨絵は、白いキャンパスに黒の墨一色で征服と言うより、白い紙に墨がなじんでいくところを楽しんでいるかのように見える。

以上のように、遊牧民族と農耕民族の違いなどからおわかり頂けるように、色々な文化論が異なってくる。このように物事の捉え方が異なるということは、「医療的なことに対する捉え方」が異なり、それに伴って「病気の原因や対処法」の捉え方も異なると思われます。

コロナに感染する原因

この節の結論を先に申します。「一般的な病気」と今回の「コロナによる症状で亡くなる」原因はどちらも同じ結論なのかもしれないということです。

コロナワクチンの酸化グラフェンにしても、多くの病気の原因と言われている菌・ストレス・紫外線にしても、それらは病気の間接的な原因であり、本質的なことは内側の体内にあるのではないか。糖質、タンパク質、脂質のとり過ぎで、それらが体の外に出ない人たちが成人病になり、コロナにかかっているのではないか。病気の原因は、菌・ストレス・紫外線だけではなくて、むしろ食べ物であるとお伝えしてきました。

このことに関してもう少し具体的にお話ししたいと思います。

それには皆さん、想像して頂きたいことがあります。皆さんの体の中には、大きな下水管・上水管に相当する大腸・小腸があり、そしてさらに小さな下水管・上水管に相当する静脈・動脈があります。それをイメージしながら話を聞いて頂きたい。

私たちは食べたものを小腸で吸収し、大腸で出す。そして、小腸で吸収されたものが血管の中に入る。糖質・タンパク質・脂質等を「過剰に含んだ食物を食べ過ぎていない」人たちは、サラサラの血液です。そのサラサラの血液が、美食のし過ぎでドロドロになる。

食べ物はこれが悪い、あれが良いではない。食生活には法則がある。即ち、『食べ方、食べる組み合わせ、食べる量、食べる時期・場所を考えて食べれば、多くの食べ物はいいものであり、悪いものではない』。ですが、病気の人はこの法則が当てはまらない。

成人病の方を思い出してください。サラサラだった血液は、動物性食品や果物等を食べ「過ぎる」とドロドロになる。それを脳がキャッチすると、脳は一生懸命血圧を上げて血液を流そうとする。

ただ単に塩が血圧を上げる原因ではないと推理出来る。サラサラの血液がドロドロになって、このような血液がグルグルと体内を回っているうちに血管を汚した結果、血管が切れる人もいれば、血栓が出来る人もいる。血栓は、血管の中のオデキ、血の塊と捉えることにします。これは糖質・タンパク質・脂質、そして保存料・着色料などの化学薬品の塊ではないでしょうか。

さらに時間が経過して年齢を重ねることによって、その血栓が体内をグルグルと回っているのを想像してください。それが心臓の部屋、肝臓の部屋、腎臓の部屋に入って、心臓・肝臓・腎臓の内壁の中に食い込んでいく。こうして腫瘍が出来、さらに時間が経過すると、鍾乳洞がどんどん大きくなるようにこの腫瘍に脂が入ってきて肉腫という固い塊になるのではないか。その辺を「癌」とか、ある方が言っているように「癌もどき」と言うのかもしれません。

このように血圧が高くなったり、血液が汚れてくると、心不全・腎不全・脳梗塞・肝硬変等になるのではないかと思われる。病は食べ物の過食と保存料や添加物などの化学薬品が原因で、ストレス・菌・ウイルスだけではないと考えられる。菌とかウイルスなどは顕微鏡などで見ない限り、私たちの肉眼では見えません。「目に見えないもの」で、どうして「目に見える血栓とかオデキのような癌」になるのか。

やはり、病気になる原因は『食物の食べ方、食べる組み合わせ、食べる量、食べる時期・場所』などを含めた生活習慣だと考えられる。

癌患者の体温は35度

東京癌センターでは、癌は「糖鎖にタンパク質、脂質が絡んだもの」だと書かれた書類が過去に出ておりました。アメリカでも、癌は「脂のようなもの」と言われております。外国の方は動物性のものを多く食べるので、脂が多いから「脂のようなもの」(タンパク質と脂質)が絡んでいると述べているのでしょう。

日本人は甘党です。セブン-イレブンやローソンへ行っても、甘いものが多過ぎる。ですから、癌はがんセンターの書類に述べられてあったように、糖鎖に「ようなもの」（タンパク質と脂質）が絡んでいると書かれていました。

私は、血栓や癌が出来るのは温度差が原因ではないかとお伝えしてきました。即ち、四つ足の動物の体温は39・5度、ニワトリは41・5度、人間は平均で36度。癌患者さんは35度と言われています。

何故癌患者さんが35度になるかというと、これも食べ物や保存料や添加物などの化学薬品、そして生活習慣などによるものと考えられる。具体的に述べると氷を食べたり、冷たいお酒や砂糖水を飲んだり、生野菜を食べ過ぎている。さらに、ぬるま湯で熱い風呂に入らないし、減塩し、運動不足といった生活習慣なのです。

昔の人はぬか漬けですよ。今は生野菜で体を冷やし、南方の果物の過食で体を冷やす。糖質とタンパク質をムチンと言うが、塩などがこのムチンを溶かすと言われています。皆さんもご存じのように、魚をつかまえると手がヌルヌルします。このヌメル成分はムチンと言うが、それを塩で洗うとサラッとなる。料理人はタコを塩で洗う。塩は私たちの体をも綺麗にしてくれるのに、減塩し過ぎている人が多い。そして、運動不足。

人間36度と四つ足動物39・5度の体温差4～5度で、血が固まる。即ち、血栓が作られるのではないかと、皆様に常にお伝えして参りました。熱帯魚は水温24度～28度ぐらいにいるが、私たちが頂いている魚は人間の体温より低い海水の中にいるのに、魚は固まらないで泳いでいる。ですから、35度の癌患者さんが魚を食べても魚の脂は体内で固まりにくい。

現代科学では、魚の脂を不飽和脂肪酸、四つ足動物の脂を飽和脂肪酸と呼んでいます。不飽和脂肪酸は固まりにくく、飽和脂肪酸は固まりやすい。

クジラは動物といえども海にいるので、クジラ肉の缶詰を買って、冷蔵庫に入れてもクジラの脂はカチカチには固まっていません。馬は飽和脂肪酸と不飽和脂肪酸の比率が人間とほぼ同じですから、馬の脂は牛の脂であるバター、チーズなどの乳製品に比べてもあまり固まりません。

こう考えると、成人病の原因の一部は、菌、ストレス、ウイルスだけではなくて、その多くは食べ物などの生活習慣ではないかと思われます。

心臓癌と小腸癌について聞いたことありますか？

これからお伝えしたいことは、癌の原因は益々これであろう、そして癌が治るのはこのような理由ではないか。さらに、癌に対してこれから注意することとしては、冷たいものを食べ過ぎないことと、並河式45度運動を行うこともつけ加えておきたいです。

癌には、肝臓癌、膵臓癌、胆癌とか色々あるのに、心臓癌と小腸癌はあまり聞きません。何故か。心臓は血液が流れていて温かく、小腸は胃から来た食べ物を分解しながら活発に動いていて、流れている。癌細胞が42・5度で死滅する事実を考慮すると、おそらく心臓と小腸の中は他の臓器や器官より流れがあり、それらの内の温度も40度ぐらいはあるのではないかと推理しております。

東洋医学では、五臓六腑の『臓と腑』は密接な関係があります。例えば《肺臓と大腸》はセット。肺臓は上半身から体内の邪気を咳として出し、一方大腸は下半身から腸に溜まったガスを『おなら』として出す。参考までに《心臓と小腸》、《肝臓と胆のう》、《膵臓・脾臓と胃袋》《腎臓と膀胱》各々がセットです。

五臓六腑のうち、癌がほとんどないのは心臓と小腸のセットです。温かいところに癌はないということを、まず押さえて頂きたい。

そして、少し考えて頂きたいことは、どうして心臓と小腸に癌がないのか。大腸癌、胃癌、膵臓癌、皮膚癌、肝臓癌、舌癌はあるのに、心臓癌と小腸癌は聞いたことがありません。

小腸は胃で細かくしたものから血液をつくり、小腸は温かい。昔から、金太郎の腹巻でお腹を冷やさないようにケアすることも多いですね。心臓と小腸は温かく、動いていて固まりにくいから、心臓と小腸には癌が少ないのだろうと思われます。

繰り返しになりますが、病気の原因は、菌やウイルスのような外的要因だけではなく、内的要因である食べ物がより大きな影響を与えるのではないか、そして大腸癌や肝臓癌と違うであろう心臓癌や小腸癌は、温かく流れがあるから出来ないのだと思われます。

シミとお小水

前述しましたが、紙の上にミカンの汁で字を書いて下から火であぶると、字が浮き出てきます。これはミカンの汁があるからその成分が浮き出てくる。白い紙が私たちの皮膚だと想像してください。

私たちの体は、食べ物を取ると、一生懸命便を出し、汗を出し、鼻汁を出し、目脂を出す。肛門からも、へそ穴からも出しています。

皮膚は最大の臓器で、肝臓より大きい臓器が皮膚です。そこから一生懸命に汗や匂いを出しています。食べたものは、ミカンの汁が浮き出てくるように、皮膚に出てきます。

そこに紫外線が当たると、シミが出来る。紫外線は間接的な原因であって、本質的には体の中から皮膚に出てきたものがシミになっていると考えられます。その証拠に、日焼けは日が当たった皮膚全体に出来るが、シミは紫外線が皮膚に当たっても出来るところと、出来ないところがある。それは、シミが出来ている下にタンパク質のメラニン色素系などがあるからだと考えられる。即ち、シミは食べ物のゴミが皮膚に現れたもののようだ。

ところで紫外線とか菌、ウイルスという目に見えないものによって、目に見える有形の血栓やオデキが出来るのでしょうか。

先ほどお伝えしたように皮膚にシミが出来るのは、間接的な要因の紫外線やストレスと言うより、直接的な要因である、体内にあったメラニン色素が外に押し出されてきたからと解釈出来る。そして、血栓やオデキのような外的要因というより、体内に残った『糖質と脂質とタンパク質等』のゴミが外に現れてきたからであろうと捉えられる。さらに、『運動不足』と『減塩のしすぎ』と『体を冷やす南方の果物の食べ過ぎている』際に、40度の体温を必要とする四つ足動物が体内に入ると血栓やオデキのような癌が作られてしまうのではないか。

健康な人は、ゴミを一生懸命に外に出していますが、健康でない人たちはなかなか外に出せないので、「整体」で表面、「足ツボ」で内臓を活発にさせる。そして、「気」によって神経の細かい細胞に入ったゴミを出す。

私たちが生きている証の一つは、体内にエネルギーが有ることです。そのエネルギーの力で体内で燃焼させ、その時のゴミを体外に放出している。この現象は太陽がそうであるように、多くのものが体内から体外へエネルギーを放出しながらゴミを出している。地球はその中にマグマがあり、その力で火山噴火や気象変化を起こしている。私たちの体も体内から外へとエネルギーを放出しながら、体内のゴミを出している。

その証拠に、赤ちゃんは熱が高い。だから「赤子」というんですね。昔から、赤ん坊には靴下を履かせないで、脇があいて熱が抜ける服を着せています。

また、中学生や高校生はパワーがあるから、にきびとして外に出す。老人になると、にきびとして出す力がなくなるだけでなく、小水を出す力もなくなるので出がチョロチョロになる。現に、若い男性はトイレで勢いよくお小水を出し、若い女性は生理で血を出す、さらに五十数歳になると、女性もだんだん生理が止まります。男性も精子がだんだん出なくなる。

高齢者や体を患った方は、エネルギーが減って免疫力が下がってきたら、「食事、気、足ツボ、整体」でエネルギーを体内に入れることによって、出す力を上げてゴミを出す。そうすれば癌などの病が消えていく可能性が高いということです。

癌が治る玉川温泉

秋田にある、玉川温泉は昔から癌が治る温泉として知られています。日本人が好む温度は普通は42度から43度ですが、玉川温泉は44度から46度で他の温泉より熱い。これはぜひ頭に記憶してください。

次に、癌について昔から言われ、行われていることを思い出してください。現在でも癌治療では、癌が出来た理由は考えないで、むしろ三大治療としての「放射線、抗癌剤、手術」があって、どのように処理するかに力を入れているように思われます。

癌は血管内だけではなく臓器などでも、「糖質や脂質やタンパク質、そして化学薬品等」が血栓や腫瘍や肉腫になったのではないか、と推理していますす。病気とは「腫れること、糖化すること、染み出すこと」と私は捉えておりますが、癌はこの中の『腫れること』と考えております。

アメリカでは、癌は『脂のようなもの』と言われています。日本では、癌の方がお持ち下さった東京癌センターの資料によれば、癌は『糖鎖に脂質、タンパク質が絡んだもの』と書いてありました。

即ち、癌の成分は糖質を中心にした、脂質とタンパク質であるようです。日本人とアメリカ人に出来る癌の原因の違いは、日本人は甘党で糖質が多い、一方、アメリカ人はブクブク太っている人が多くて、脂質が多いからではないか。「ようなもの」というのは、恐らくタンパク質、脂質と言いたいのではないでしょうか。

前述した、東京癌センターの情報から推理すると、癌は「糖質・タンパク質・脂質」と考えられそうです。ですが、この3つに化学薬品も付け加えると、癌は『糖質・タンパク質・脂質・化学薬品』の4つで出来ているのだろうと思われます。

脂質もタンパク質も、ポイントは動物性のものだと考えています。即ち、動物性タンパク質と動物性脂質と言えば、四つ足動物である牛や豚で、魚は入れません。

薬を飲むと、甲状腺の薬以外は人の体温が1度下がると言われています。ですから、36・2度の人が35度になる。勿論、抗癌剤も同じように体温を下げます。それから、バナナとかコーヒー、サトウキビからつくられた砂糖水など、南方の食べ物をとると体温が下がるとも言われております。

食と生活習慣の見直し

貝やタコのヌメリ成分を塩もみして洗い流すように、塩はムチンと言われるヌメリ成分の糖質・タンパク質を溶解するが、減塩して塩を取らないで、しかも運動しないと血流が悪くなる。このような時に四つ足動物を食べると動物の体温と人間の体温との温度差が5度以上あるため、固まることを皆さんに前々からお伝えしてきました。

要は、「南方の食べ物」「運動不足」「減塩」「薬」は、結局は体を冷やし、血流が悪くなって、血栓が出来ると考えられる。ですから、血栓が出来る前に運動して、塩をほどよく取って血流を良くすれば良い。癌になる理由は、血液が悪く、体が冷たくなっているときに四つ足動物や化学薬品を取るから固まると思われます。

勿論、以上の理由以外にもう少し詳しく生活習慣を考えなければいけないと思うのは、四つ足動物を減らしても、癌になる方がいるからです。

お酒は糖分で液体だから吸収しやすい。昔の方はお酒をお燗《かん》で飲んだり、升《ます》の上に塩を置いてそれをなめながらお酒を飲んでいました。

今は違います。若い人は、お酒をお燗しないし、塩を取りながら酒を飲むことをしない。どうやって飲むかというと、ロック、ハイボール、サワーです。ほとんどが氷を入れます。ですから、お腹が冷えるのです。

しかも、酒を飲んだ後、夜中にラーメン屋に行って、ラーメンで脂をとる生活習慣ですから病気になりやすいようです。四つ足動物を減らしても、過去の色々な生活習慣で太るし、体内に塊が出来るようです。

細川先生の影響力

では、私たちはどういうことが出来るのか。

九州の久留米市で診療所を開業されて、ユーチューブでも活躍されている細川博司先生は、特殊な温熱療法で癌の治療を行っています。細川先生の実績から見ても、やはり癌には温度が重要だと考えられます。

「並河式 食・足・気功法」、即ち食事療法・足ツボ・気功・整体を行うと、皆さん「温かい」と言います。体の中が熱くなり、体温が上がってきているようです。

とても稀な例でしたが、37歳の子宮頸癌の方は、『子宮がマグマのようにとても熱い』と3週間ほど訴え、その後子宮から肉腫のようなものが自宅で出ました。一般に腫瘍や肉腫がある方は1~2週間ほど自宅で出血されたり、生理の時は大量の血が出ることで、子宮筋腫のようなものが小さくなり、お腹の腫れも小さくなる方が何人かおりました。

ただ、男性で脳の中にオデキがあった方は頭がい骨からしみ出てきたのか、頭皮に大量のフケの塊が数回出ました。その後病院で調べたら、脳の中の癌のようなオデキが消えていたといった例もあります。このように、足ツボや気功などで体内が熱くなると、体内から黄色っぽい白いものが出てきて、何人かの方で、癌が消えているのは事実です。

細川先生の特殊温熱療法も、私の気功・足ツボ・整体も、食事療法を基本にすることによって、温泉の温度が44度から46度の玉川温泉と同じような効果が得られます。温泉はそのぐらい熱くないと効果が小さいかもしれません。自宅のお風呂の温度が42・2度ぐらいでは無理だと思います。

私が施術を行ってつくづく感じることは、癌をどのようにして治療するかの前に、何故癌になったのかを考える必要があるということです。

薬を飲んだり、南方のものを食べたり、酒や砂糖水を取り過ぎて体を冷やしたり、また運動不足で、しかも減塩していると血液が悪くなる。このような状態の時、40度以上の体温を必要とする牛・豚などの肉やバター、チーズなどの乳製品が36度の人間の体の中に入ると、人との4度の温度差でこれらが固まります。魚は人間の体温より低い海水の中にいるので、魚の脂は人間の中に入っても固まりにくい。

健康的な生活を送る一つの方法は、食べ物に気をつけて、ほどよく塩を取り、そして運動することで血流を良くして免疫力を上げることです。ところで塩を取る際、塩は直接取るのではなくて、味噌、醤油、梅干しなどで間接的に取ることです。そして、四つ足動物を減らして、体温を下げる食べ物は多く取らない。

食べ物は、玄米、そば、味噌、醤油、塩、魚、海藻、ヒジキ、ゴボウ、ニンジン、ラッキョウ、ニンニク、梅干し、タマネギ、そして納豆など。まさに日本食です。今は日本食が国際的にも認められてきた時代です。

こういう中で、何故高齢者に四つ足動物を食べろ食べろと言って高齢の大御所芸能人をＣＭに使っているのか、疑問を感じます。

付け加えておきたいことは、一流の方は一般の方と違って体のことを考えている。例えば、王監督や大工の棟梁のことを述べます。

野球の王さんは現役のときから、いつも温かいお茶を飲んでいたといいます。二流、三流の選手は冷たい麦茶、もっと言えば、コカ・コーラです。

中国に行くとわかりますが、中国には冷たいものが少ないです。冷やし中華は日本で考え出された食べ物です。中国では、いろんなところでお湯を出してもらえるので、多くの中国の方は茶葉を持って歩いていて、そのお湯を使って温かいお茶を飲んでいます。中国の方は日本人より肉食で、豚肉を世界の4分の1食べていると言われております。それですが、昔の中国の方は日本人やアメリカ人のように太っていなかった。

次に、ある大工の棟梁は夏でも温かいお茶を飲むそうです。ところが、若い衆は炭酸飲料水のようなものを飲んでいる。

一流の方は一流の食べ物、一流の飲み物、一流のことをしています。まさに、その人の生きざまが結果として現れる。

ですから病気になる方は病気になることをし、お金持ちになる方はお金持ちになることをしています。即ち、多くの事柄はそれなりのことを行った結果でしょう。

ですから、病気の体をより良い方向に変化させるには、生活習慣をそれなりの方向にしていかなくては、あまり意味がないかと思われます。

糖質、タンパク質、脂質が原因のコロナか？

癌の原因は『糖質とタンパク質と脂質と化学薬品等』の過剰摂取の生活環境で、低体温になる食べ物や減塩、そして運動不足などが重なったことによるものと推理してきました。

次に述べたいことは、コロナも癌や多くの病気と同じようなことが言えるのではないでしょうか。

アメリカのマサチューセッツ研究所で、コロナ患者の血液を調べたら、pHが6・0で酸性化しているので、血液がアルカリ性になる重曹をとりなさいと勧めています。ロシアでも、WHOの指示を無視して亡きがらを調べたら、肺や心臓に血栓が出来て、肺炎や心筋炎を起こしていると報告されている。日本でも肺炎や心筋炎等で亡くなる方が急激に増えており、先日も私は救急車ではなく、霊柩車を2回見ました。

そして今言われ始めてきたのが、酸化グラフェンや水酸化グラフェンによって肺炎や心筋炎等を起こし死亡しているというものです。

ですが、酸化グラフェンや水酸化グラフェンは菌・ウイルス・ストレスと同じ間接的な原因で、死亡の本質的な原因は、体内に今までに過剰に蓄積されてきた『糖質や脂質やタンパク質、そして保存料や添加物などの化学薬品等、特に四つ足動物と化学薬品』ではないかと推理しています。ですからワクチンに混入されているらしい酸化グラフェンや水酸化グラフェンは間接的な原因ではないか。

第二次世界大戦で長崎に原爆が落とされたときに、ある医師が周りの方たちに砂糖をとるな、玄米に塩をたっぷり混ぜ、味噌・醤油を取れと指示されたとのことです。その通りにした人たちは原爆の後遺症が非常に軽かった。また、これを知った当時のアメリカ政府が、第二次世界大戦の後、日本の味噌・醤油を大量に持っていったと言われています。

コロナに強い塩気の多い日本食

日本人は、欧米人の約3分の1しか肉をとっていないので、動物の摂取量が少ない。そして、海藻・ヒジキ・魚・醤油・味噌・糠等からミネラルの多い塩をとる習慣があるから、日本人にはコロナによる死者が少ないのではないかと思われます。

私は漁師の方に依頼されて、講演会を5、6回させて頂いて、たくさんの漁師の方にお会いしましたが、何しろ活気があって元気で、歩くのも速く、認知症のような方々は見かけませんでした。漁師たちは、魚・海藻・ヒジキで塩をとり、また空気中の塩気をPM2・5よりもたっぷり吸っている。

私はふだんから塩をとっていますが、血圧は125で、非常に疲れにくい体です。きのうも朝3時半ぐらいまで起きていますが、睡眠時間は3時間半から4時間半以内が多いと思います。

延々と皆さんの施術をしながら色々話をしても、この年齢でも疲れがほとんど残りません。数十分、目をつぶっただけで回復します。

父も昔から肉を食べずに魚ばかり食べて、母は長野県松本生まれで肉だけではなく魚も食べない。

このような生活環境の中で私もかれこれ六十数年玄米食を続け、肉を食べずに魚を食べて、しかも砂糖をとらずに塩をとり、それだから血圧は上がりません。それでも、やはりバランスです。

私はこの頃、皆さんとかなり美食をしておりますが、食べ物はこれがいい悪いではなくて、食べ物の組み合わせ・料理の仕方・食べる季節・食べる量によって、体はよくもなるし悪くもなります。

ただ、病を患った人たちは6カ月間から1年間、徹底的に食べ物に気をつけることは大事です。

皆さんにお伝えしたかったことを繰り返しますが、病とは呼ばない《鼻汁、目脂、耳垢、痰、フケ》、病の代表である《癌、脳梗塞、心臓病などの成人病》、そして最近言われている《コロナ》になる原因はほぼ同じで、菌やウイルスやストレスでも、そして酸化グラフェンや水酸化グラフェンでもないのではないか。これらの多くは間接的な原因になっているのかもしれない。

むしろ、直接的な原因は、鼻汁・目脂・フケ・痰、さらに血栓や腫瘍や肉腫などになる元の材料、即ち「動物性タンパク質と脂質、そして糖質と化学薬品」を体内に取り入れ過ぎたことではないか。

乳製品とか肉をとったとしても、塩をとって「糖質とタンパク質で出来ている」ムチンを流すことではないか。そして体を温めて果物や南方のものをとり過ぎないで、保存料や添加物である化学薬品を減らして、運動すればいいのではないか。これらのことをご理解頂ければ幸いです。

病気で自然治癒力が弱い方、自分で立つ力のない方などは、私たちのような整体や足ツボや気功などから力を借りることをお勧めします。ですが、これらよりもっと大切なことは食べ物です。まず、食べ物を一生懸命調べてください。

病とは呼ばない《鼻汁、目脂、耳垢、痰、フケ》も、病の代表である《癌、脳梗塞などの成人病》、そして《コロナ》等になる原因は、菌やウイルスや酸化グラフェンや水酸化グラフェンだけではなく、むしろ四つ足動物や糖質や小麦粉を取り過ぎて、体内に溜めて体外に出せないからではないでしょうか。

体を動かし、温め、塩を取ってください。

Part 3

並河式実践篇

若い方に

コロナの症状はインフルエンザぐらいで大したことはないと、テレビや新聞以外では前から言われていました。徐々に、若者もわかってきたようです。

40人近くのコロナらしき症状のお客さんは、高熱や咳が続き苦しんでいました。しかし、そんな時でも私はマスクせずに施術し、皆さんの健康を取りもどすことが出来ました。

皆さんもコロナに振り回され過ぎてはいませんでしたか。

大人がマスクしなければ子供もしない。テレビに洗脳され過ぎだし、あまりにも周りの目を気にしすぎる日本人、それが故に支配されやすい民族のようです。欧米では既にマスクをしていないにもかかわらず、多くの日本人はマスクをし、危険なワクチンを接種してきた。外国製のワクチンは数年で作られ、すぐ日本でも認可された。人間に危険かどうかの実証性も示されていない段階で、国民に国が勧めてきたのは皆さんもご存じかと思います。

3回以上ワクチンを接種し、血管系の病があり、バター、チーズ、ピザ、アイスクリーム等の乳製品と小麦粉を過剰摂取した方は特に注意してください。また、高齢者で血管系の病がある方で、ワクチンを3回以上受けた人は、特に気をつけてください。

ご両親で、ワクチンを接種された方は2020年から2022年の間に杖をついて歩いたり、最悪なことで亡くなっていませんか。私の知る限りでは、2022年11月現時点でもう40数名の方が亡くなっております。


相撲取りやCM内のタレントの方々、そしてドラマ等の中ではまずマスクをしていない。

日本人はおとなし過ぎます。特に若者に言いたい。昔は若者が世の中を見つめ、行動し、社会を動かしてきました。海外の若者は戦っているが、日本の若者たちは飼い慣らされた犬のようです。（強い言い方だね、御免なさい）

静かにマスクをして、子供たちにまで真実を伝えないのか。または、真実を知ろうともしないのか。テレビや新聞だけが正しい情報だと思っていたのだろうか。それとも真実を子供には伝えてくれていたのだろうか。そうあってほしいですが……。

私たちの世代は学園紛争の中でも若者の意見を主張しました。でも今の若者はそれも出来ない。小さい頃から教育と食生活で牙を抜かれてしまったのであろうか、仕方ないかもしれません。大人である私たちがそのように育ててきてしまったようにも思えるので……。

しかし、若者もそろそろマスクを外し、子供にその姿を見せてほしい。勿論、子供がいじめに遭わないためには、学校での子供のマスクは仕方ないかもしれないが、それでも学校と話し合うことも必要かもしれません。

また、人影の少ないところを家族で歩いている時、ましてや自然の中を歩いている時は親がマスクを外し、子供に色々な見方があることを伝えてほしいですね。

健康と肉食　桜沢如一、久司道夫両氏

欧米では、肉などの動物性食品の取り過ぎが健康に問題があるとわかり、日本の和食を評価して、和食ブームが定着している。

このような時に、日本ではＴＰＰでこれから肉をさらに輸入しなければならない。そうなると、『肉やチーズ』の在庫処分のためか、または老人の姥捨て山的発想なのかわからないが、高齢の大御所芸能人がコマーシャルに頻繁に出演していた。

区役所では広報や講演会を活用して、高齢者に肉を食べるよう推奨しているし、テレビ新聞等も何度も高齢者に肉を食べるよう勧めている。何故、このように肉を高齢者に勧めるのか、今一度考えてみてください。

♪☆☆☆♪

『フランスで受賞したオーサワジャパンと言われていた、桜沢如一氏』と

『その弟子で北米、南米等を中心に日本食と健康ブームを引き起こし、国連作家賞を受けた久司道夫氏』の両氏は、健康論の草分け的存在です。日本でも現在、多くの著名人が両氏の影響を受けております。

性同一性障害と子供が出来ない理由⁉

性同一性障害の若者や子供が出来ないカップルは、糖質・タンパク質、保存料・着色料等の薬品の環境ホルモンの影響か⁉

1）糖質↓静かになる

例1

麻原彰晃の信者の獲得方法は、彼等に塩気のある肉を与えないで、砂糖水を飲ませることだったそうです。こうすると酒と同じように意識が混濁し、その時信者にヘッドギアを付けさせて洗脳出来たのでしょう。

例2

　ボリショイサーカスのクマの調教は、麻原彰晃と同じように熊に肉を与えないで、1日1000個の角砂糖を与えた。こうすると熊は静かになり、調教師のいいなりになるそうです。

注意

　コンビニの食べ物はあまりにも甘いものが多いのではないでしょうか。糖質の多い飲料水や酒が多いということは、砂糖と正反対の力を持つ塩を減塩していることと同じことになります。

　砂糖は車に例えればブレーキ、塩はアクセルかもしれません。ですから、甘いものを摂取するとブレーキが掛かって、パワーが落ちるのではないか。

2）タンパク質過剰が↓ボケ、狂牛病になるのか。即ち、食率の乱れと減塩のし過ぎか。

例1　美食し過ぎた高齢者になると、脳にタンパク質と糖質が過剰になり、これらが熱により糖化して老化物質AGEsが溜まる。ですから、アルツハイマーになって、この物質AGEsで脳が少し茶褐色になる。また、人体の皮膚や骨や血管、そして血液もタンパク質であるから糖化し、これらが脆くなり、現代病になると思われます。

例2　狂牛病　1996年は牧草を主食とする牛に、羊の動物性肉骨粉を与えたら、牛の脳にタンパク質プリオンが異常に多かったと報告された。

3）環境ホルモン（内分泌攪乱《かくらん》化学物質）とは!!

例1　白頭鷲《ハクトウワシ》　1947年フロリダ半島の西海岸に生息する白頭鷲の3分の2が、求愛行動だけでなく、巣も作らない。そして白頭鷲の80％が生殖能力がない。

例2　鰐《ワニ》　五大湖の雄の鰐のペニスが2分の1で、女性ホルモンのエストロゲンが2倍もあり、男性ホルモンのテストステロンが少ない。そのため性器が育たないので性行動を取らない。

環境ホルモン（内分泌攪乱化学物質）の代表的なPCBやダイオキシンは、脳と関係が深い甲状腺ホルモン＝チロキシンを攪乱する。また、神経伝達物質も攪乱すると言われています。例えば、ベトナム戦争の枯葉剤を作ったのは悪名高きモンサント社だが、この会社は遺伝子組み換え作物を作っていました。

このように白頭鷲や鰐に異常な行動をとらせ、さらに精子の減少や生殖器の発育を阻害している。今日の性同一性障害の若者が増え、子供の出来にくい夫婦が多いのは、このようなことが原因の一つなのではないでしょうか。

糖質と脂質とタンパク質、そして環境ホルモンなどの化学薬品で体や脳がやられるならば、もっと小さな精子、卵子の受精卵はどのように影響を受けるのか、考える必要があるかと思います。

日本文化の消滅を防ぐ

受精卵が環境ホルモンという化学薬品で汚染されたためか、2022年の日本の出生数は80万人を割ってしまいました。1951年頃の出生数は約220万人、70年間で約140万人も減ってしまった。

このように、今日の日本は急激な人口減少が起きている。もしくは、ワクチンやケムトレイルによる人口削減なのか。何れにせよ、恐ろしい事態に陥り、非常におかしくなっているように思われる。例えば、テレビは野球、サッカー等の欧米文化のものを放映し、逆に日本文化である歌舞伎や落語等を放映しないところを見ると、日本文化が消えてしまうのか。

時代の流れのバランスを取り戻したい。

【廃れかけた東洋文化】

漢方、琵琶、演歌、歌舞伎、柔道、剣道、空手、合気道、尺八、お琴、竹

細工、日本昔ばなし、時代劇の映画、葵祭やねぶた祭り等。ほとんど、テレビでは報道されないグループばかり。氷川きよしも演歌番組から消え、歌舞伎役者もドラマとＣＭに出演がやっとでしょうか？

そして、その多くの親方たちは癌で亡くなっているようです。

【謳歌している西欧文化】

ハック、マツモトキヨシ、西洋医学、ピアノ、バイオリン、野球、ゴルフ、サッカー、ラグビー、ボクシング、ディズニーランド等。毎回、テレビで報道されているグループ。

日本のメディアは欧米の野球、ゴルフ、サッカー、そして欧米の食生活などを取り上げるが、日本文化を表す柔道、空手道、弓道、花道、茶道を忘れさせるかのように取り上げない。

だから、若者が日本文化を理解出来ないためか、日本精神が身につけられない。これでは日本文化、しいては日本人が消えていくのではないか。そのため、日本人が備えた強い精神力やロマンがなくなっているように、私には思われる。

その表れの一つが、この頃世界ではマスクの使用が減っているにもかかわらず、日本人は室内外でマスクを几帳面にしている。ですが、これからの若者が日本を支えてくれるとしても、私たちがもっと声を上げていかなくてはならない。日本文化と欧米文化のバランスが大切です。

病の特徴3つとは⁉

前でも触れましたが、怪我や伝染病以外の現代病とは、次のように挙げられるのではないでしょうか。

①腫れること
②糖化すること
③染み出すこと

まずは、①『腫れること』とはどのようなことかお話しします。

①《腫れること》

心臓肥大、前立腺肥大、子宮筋腫、扁桃腺、盲腸、モノモライ、バスト肥大、メタボ、そして今恐れられている癌も『腫れているもの』と解釈する。何故ならば、癌は臓器や器官内に腫瘍や肉腫として現れ、そして血管内においては、血栓のようなものとして固まっている現象と捉えられる。

【癌の成分と原因】

では、癌はどのような成分で腫れているのか。また、何故腫れるのかは重要なところなのでもう一度ここに述べておきます。

腫れているものと腫れる理由は、牛や豚の体温が約40度、そして癌患者の体温が約35度。ですから、《牛や豚》と《癌患者》との温度差は5度である。この5度の温度差がある時に、40度以上の体温を必要としている『肉やバターやチーズ』を過剰摂取すると、《体内で四つ足動物のタンパク質、脂質、そして色々な形で摂取した糖質や化学薬品》は、体内に《鼻汁、目脂、痰、血栓、腫瘍、癌》といった形状や現象になるのではないか。鼻汁や目脂や痰は過剰なゴミとして外に出てきたものと捉えることが出来るのではないか。そして、血栓や腫瘍や肉腫は体外に出せなかったので体内に蓄積したゴミと捉えられる。

ところが、欧米人が過剰に食べている肉とは違って、日本人が食べるのは四つ足の動物が少なく、魚が多い。一般に魚は水温がおおよそ5度から20数度の海水に多く生息出来るということは、体温が35度の癌患者が魚を食べても『魚の脂やタンパク質』は体内で固まりにくい。即ち『魚の脂やタンパク質』は人体で血栓や肉腫になりにくいと考えられる。勿論、副食や運動などで体を動かすことは当然大切なことである。

しかし、40度の体温を必要とする『四つ足動物の飽和脂肪酸やタンパク質』は、人間との約5度の温度差により、35度の癌患者さんの体内で血栓や腫瘍となり、さらに時間が経つと血管に血栓、そして器官や臓器等に腫瘍や肉腫を形成するのかもしれない。

次に、《体温40度の四つ足動物の飽和脂肪酸やタンパク質で出来ていると想像出来る》癌や腫れ物を消滅させるには、細川式や並河式【＝足ツボ、気功、整体、食事療法、特殊波動、プラチナフォトン等】も必要かと思われます。

尚、【細川式＝メタトロンやＳＨＴ治療】とは、九州の久留米市で医療活動をされている、医学博士の細川博司先生の治療法で、【メタトロン さくら and 特殊温熱治療機】を使った治療法です。

次の４つの事実を考えて頂きたい。

事実１】 癌は42・5度で消滅すると言われている。

事実２】 玉川温泉は44度から46度のラジウム温泉で、しかも高温であるため、昔から癌が消える温泉として有名。

事実３】 癌は、暖かくて、流れがある心臓と小腸には出来にくい。ですから、心臓癌や小腸癌はほとんどない。

事実４】 飽和脂肪酸やタンパク質の一部は塩（還元塩）で溶解する。例えば、魚釣りで魚に触れた後、海水で手を洗うと魚のヌメリ成分が簡単に取れる。

医療界はこの事実を活用しているようです。癌患者に抗癌剤を使用する際、生理食塩水の中にその抗癌剤を投入する。また、医療の世界では点滴として患者さんに『生理食塩水やブドウ糖』を投与していることもまた事実です。やはり塩はとても大切のようだ。以上の4つの事実を踏まえて、述べてきた『腫れること』を皆さんも考えてみてください。

以上述べて来た①『腫れること』とは別に、次は②の糖化に関して少し述べてみます。

②《糖化すること》

糖化に関しては、癌をはじめとする成人病などと関係があるように思われます。即ち、『糖とタンパク質が熱によって茶褐色になる現象』を糖化と言いますが、具体的に糖化すると、タンパク質である《皮膚や血管や骨や赤血球や白血球等》が茶褐色に変質する。即ち、皮膚にシミが出たり、血管や骨が脆くなったりする、いわゆる成人病の原因になっているというものです。

③《染み出すこと》

さらに、怪我や伝染病以外の現代病とは、①腫れること、②糖化すること、そして③染み出す事かもしれない。

③の『染み出すこと』について考えてみましょう。染み出すことの例は、にきび、鼻汁、目脂、そして腸の癒着等がある。即ち、にきび、鼻汁、目脂は体内から押し出されて来たものと解釈出来ることで、決して菌やウイルスだけでなく、食べ物の過剰なものが染み出して来たものと捉えてみます。

また、大腸と小腸は栄養物や老廃物がその中にあるわけだが、それらが大腸と小腸の外部に染み出して、腸が癒着した状態になる。これがまさに染み出す現象で、内臓癒着であると捉えられる。

癌などの多くの病の原因は、①、②、③から推理されます。癌をはじめとする現代病の一部は『腫れること、糖化すること、染み出すこと』に分けることが出来るのではないでしょうか。

ウイルスや花粉や紫外線やストレスは病の間接的な要因であり、病の本質的な原因ではないだろう。むしろ、病の本質的な原因は上記に述べたように、①腫れること、①糖化すること、③染み出すこと、の3点と捉えた「糖質とタンパク質と脂質」を作り出す食べ物であろうと考えられます。

即ち、糖化は糖質とタンパク質の熱による変化であり、癌のような腫れ物は『糖質とタンパク質と脂質と化学薬品』の過剰なゴミ。病気の原因の本質は《糖質、タンパク質、脂質、化学薬品》の摂取し過ぎかと推理してみる。

そして大切なこと、病を少しでも軽くするには、**【本当は病などではなくて、単なるゴミが体内から出ない、即ち体内のゴミが出ないことを病気と言っているのかもしれない】**

《並河式 足・食・気功法》の『整体や足ツボや気功や食生活』で、波動のエネルギーを付加すると、細胞内のミトコンドリアが活性化して、体内の免疫力が上がり、上記のゴミ、即ち《糖質・タンパク質・脂質・化学薬品》を肛門や直腸や口や鼻や目や頭皮、そして皮膚など色々なところから体外に出すことが可能かもしれない。

ここで、化学薬品である「酸化グラフェンや水酸化グラフェン」とコロナの関係を述べている研究者もいる。即ち「酸化グラフェン」により〈スパイクタンパク〉、「水酸化グラフェン」により〈ナノカミソリ〉が出来、これらは鋭いスパイク状で、細かく固いタンパク質で出来ているので血管を傷つけ、傷ついた血管の修復に血小板が集まって血栓を作る。この血栓が肺炎や心筋炎等の血栓系の病を起こすと、研究者たちは報告している。

癌や脳卒中などのような現代病だけでなく《コロナ》を含めた対策は、『細川式や並河式』により、細胞内のミトコンドリアを活性化させて免疫力を上げる方法にも役立つのかもしれない。

勿論、血栓を溶かすであろうと考えられる梅干し、味噌、醤油、海藻、特に血栓を溶かすであろう塩、『還元塩』が大切かもしれない。

その他に《寝ること、湯で体を温めること、笑うこと、さらに腹式呼吸をすること、並河式45度運動を実施すること》も必要です。

皆様が上記の色々なことを実践されることを期待しております。

癌と塩の関係〔大切なところですから、この箇所も再度説明します〕

癌は『糖質、タンパク質、脂質、化学薬品等』の塊か!?

例1）アメリカの癌の情報では、《癌は脂質のようなもの》と報じています。
ここで、脂質の「ようなもの」とは何か。考えられるのは『脂質の他に、タンパク質と糖質』などがあるのかもしれません。欧米人に脂ぎった巨漢の方が多いのは、肉や乳製品の取り過ぎで、タンパク質と脂質が多いからではないでしょうか。

例2）日本の東京癌センターの情報では、《癌は糖鎖にタンパク質と脂質が絡み合ったもの》と書かれてありました。今ではこの情報は見つけられませんが。

日本人の《癌は鎖状の糖質にタンパク質と脂質が加わったもの》と述べられているのは、この頃の日本人が甘党なので脂質の多い欧米人とは異なって、糖質が多い癌なのかもしれません。

ところで、【糖質とタンパク質をムチン】と言います。魚のヌメリ成分は『糖質とタンパク質の混合物であるムチン』で、魚をつかまえると魚のヌメリ成分が手につく。これを塩で洗うとこのヌメリが流れ、手が綺麗になる。塩は《糖質とタンパク質のムチン》を溶かして流すようです。特に還元塩は素晴らしい。

昔はシルクロードなどを通って塩が運ばれ、しかも奴隷の取引には奴隷の体重と同量の塩が払われていた。また、塩は日本でも神様に『米、水、塩』が供えられていたように、とても貴重なものです。ですが、現代はこの塩が最も悪いもののように言われている。本当に塩は悪者なのでしょうか。

しかし、医療界では今でも塩を次のように活用している。このことは、René《ルネ》 Quinton《カントン》（１８６６－１９２５）が行っていた海水療法などを医療界が活用したのか。塩（鍾乳洞が時間を掛けて出来るように、天然の塩は還元塩のように大きな結晶、決してサラサラの細かい塩ではない）はとても大切なもののようです。

①点滴には生理食塩水を使用しています。こうして、血管内のヌメリが取れてサラサラの血液になる。高血圧の原因は塩と言うより、血管内が栄養過多になるため血液に粘りが出る。この状態を察知した脳は血圧を押し上げるので、血圧が上がると考えられる。だから、点滴をすれば、塩によってヌメリ成分が取れるから、血圧は下がるのではないか？　私は塩（還元塩）を多めに取っていても、血圧は１２５です。

②医療界では大腸と小腸が癒着すると、体内を生理食塩水で洗浄して、腸の癒着を取り除いています。このように点滴をしたり、洗浄するならば普段から減塩せず、昔のように塩をとり、血管内を自ら洗浄すれば良いかもしれません。

③癌の治療の際は、30～60ミリリットルの生理食塩水の中に入れて使用する。塩は癌治療にとても大切なようです。

要するに、内臓癒着や点滴や癌治療に『塩』を体内に入れている事実があります。

塩と小麦粉

【結論】水分を取りすぎることはイコール減塩に相当すると考えると、水分の取り過ぎ、減塩のし過ぎはあまり好ましくない時もあると思われます。以下で、少し説明させてください。

【解説】私も40数年前から色々なところで、塩の大切さを講演してきました。塩はとても大切、国の減塩対策には疑問を感じます。

《生かして殺さず》でしょうかね⁉　国民が力強くなって、暴動を起こすことを防いでいるのかもしれません。まさに、マスクで行動を抑え、あおり運転の場面を何度もテレビで流すことにより、人間のお互いの行動を制御させているのかもしれません。勿論、あおり運転をしてはなりません。

ところで動物性食品を取って、しかも塩を摂ると中近東、中国、韓国の方々のように元気になるかもしれません。日本のコンビニには、砂糖系の甘いものが多過ぎて、今日の日本の若者がどうなるのか心配です。不正な出来に刃向かうことなく、マスクをして従順に従う、受験で良い点を取る人間が望まれているのかもしれません。

過剰水分の摂取（NAが抜ける）や陰性食品の砂糖（体内で酸化させる）を摂りすぎると、NAが抜ける現象が起き、神経を弱らせるのではないか。

【神経の興奮伝達はNA、CL等の元素が関与するからです。そして、塩は水に溶けると電気を通す電解質、砂糖は塩とは反対で、電気を通さない絶縁体とも言われております】

陽性食品の塩（NA）は車のアクセルに相当して、神経を活発にするように思われます。甘党の高齢者は優しいが、病気がちで背骨を曲げて歩く。一方、辛党の高齢者は厳しく、元気で背筋をしっかり伸ばして歩いております。

【参考1】

参考までに、チョコチョコ歩きの高齢者は薬害が原因ではないかと思われます。というのも、高齢者は色々な薬をたくさん飲んでいます。

そもそも頭痛薬は脳を麻痺させて、痛みを感じさせないようにすることが目的の一つです。保存料や着色料等の化学薬品を飲み続けて、これを繰り返していては、脳はいつしか誤作動を起こすのではないでしょうか。

車を運転している時に脳が麻痺したら、交通事故を起こす可能性が高い。

この頃報道されている高齢者による一部の事故には、薬害があるかもしれません。しかも、減塩する（NAが抜ける）と反射神経もにぶると思われます。

《水分の摂り過ぎ、減塩、保存料や着色料等の摂り過ぎに注意》

【参考2】

YouTubeやFacebookに色々と投稿させて頂いておりますので、もし宜しければ無料の《並河チャンネル》や《なみかわ健康チャンネル》を参考にしてください。または、私のFacebookも参考にしてください。

【参考3】

以下は色々なところで話をさせて頂いている内容です。【ボリショイサーカスの熊の調教、そして麻原彰晃が信者を洗脳する際に砂糖を使用】、また【塩は、医療界が点滴治療や内臓癒着の治療に使用し、そして癌治療では抗癌剤を体内に直接入れられないので、塩水と抗癌剤の割合を約9対1の割合

で塩を癌患者に使用しております】

このように、塩は医療界でもとても大切なもの。このように塩が大切ならば、普段から国民に減塩をさせるのではなく、塩を使うよう奨励してほしいですね。

次に小麦です。米の消費が減ると、小麦粉の消費が増えますね。健康面では、小麦粉が内臓に癒着し、内臓から剝がれにくくなるので便秘気味になるかもしれません。

また、小麦粉で出来たパンを食べるとバターやチーズなど乳製品の摂取が増える。故に、血管やリンパ管に『小麦粉』だけではなく、『乳製品』が付着するので血流が悪くなり、病人が増える可能性が高まる。

しかも、塩は『乳製品のタンパク質や小麦粉の糖質』を溶解する。しかし、《減塩のため》、血管やリンパ管にそれらがさらに付着してしまう可能性が高まる。そして、小麦粉や乳製品を多く消費し始めた日本の若者の血管、特にリンパ管に癒着する。日本の行く末が心配です。

最後に、乳製品と小麦粉が体内に付着する理由は、四つ足動物と癌患者さんの体温差を考えて上記に述べたことをもう一度考えてみてください。

要するに、『体温が35度の癌患者』と『約40度の体温をもつ四つ足動物』との温度差は5度です。このため、消化に40度の体温を必要とする乳製品は体温が低い癌患者さんの体内で付着し、固まる。そして小麦粉も腸に付着して、水で洗うぐらいでは取れない。ですから、乳製品と小麦粉は普段は程々に食べるが、病になった時はしばらく取るのをやめることも必要かと思います。病んだ人に付着した乳製品や小麦粉を取り払うには、味噌、醬油、そして塩が大切だと考えています。

ですから、運動して血流を良くするためには、《並河式45度》と《並河式食足気功法》そして、還元塩、波動水が大切と思われます。

私の癌に関する認識と考察は、『癌は糖質、タンパク質、脂質、薬品の塊、即ちゴミ』であるということ。そして、そのゴミを《並河式食足気功法》と『特殊機械やプラチナフォトンや近赤外線や遠赤外線等』を活用して、即ち《東洋医学と西洋医学の両輪を使って自然排泄を待つこと》です。

そして、《一般的な病の原因も現象も癌と同じである》、即ち『糖質、タンパク質、脂質、そして化学薬品』の過剰摂取で減塩をし、しかも運動不足ですから、癌と同じように考えられ、これらを排泄させることだと思われます。一般には、病の原因は『ストレス、菌、ウイルス、断片的な食生活論等』という発想に縛られている。しかし、《多くの一般的な病も、特殊と思われている癌の『原因と現象』は、《『糖質、タンパク質、脂質、そして化学薬品』の過剰摂取。それなのに減塩をし、運動不足で体を冷やし過ぎたこと》かと思われます。

癌の温度

癌と温度との関係ですが、

【温度変化と癌との関係】

1）35度　癌患者の体温

2）36・2度　健康な方の体温
3）39・5度　牛、豚の四つ足動物の体温
4）41・5度　ニワトリの体温
5）42・5度　癌が死滅する温度
6）42〜43度　日本人が好む風呂の温度
7）44〜46度　癌に効くと言われる玉川温泉の温度

【推理編：数学的帰納法による推理解説!!】

1）癌患者さんは体温が35度のため、約40度の体温を必要とする四つ足の動物を食べることは、あまり体に好ましくないのかもしれません。

2）癌が四つ足動物（約40度）のタンパク質や脂質、そして糖質や保存料などで形成されていると思われるので、四つ足動物の40度より高い42・5度以上の環境が続けば、癌は死滅することがあり得るのかもしれない。

3）通常の風呂の温度では、体内に42・5度以上の熱が届きにくいので、癌を死滅させる42・5度以上を維持するのは難しい。ですから、自宅の風呂の温度を45度ぐらいにすることが大切です。風呂の温度が45度でも、掛け湯を数回行えば45度ぐらいの風呂でも入れます。

4）ところが、玉川温泉はラドン温泉だから癌が消えると言われておりますが、もしかしたら温泉の温度が高温の44度から46度であるため、湯治で風呂に入り続ければ体温は42・5度を維持し癌の死滅温度になる。ですから、癌が消える可能性がありそうです。

5）尚、癌だけではなく、血管やリンパ管や神経などの病、そして腫瘍等の多くの病は、体内が糖質と四つ足動物の脂質とタンパク質そして化学薬品等によるオデキであり、そして組織が糖化しているため、血栓やリンパ腫等の病が形成されてしまうのかと推理しています。

【ベジタリストは、植物性のタンパク質と脂質を摂取しているため、植物性は上記の温度とは異なるので、ベジタリストは癌になりにくいのかもしらない。ですが、ベジタリストは動物性食品が少ないので、ナトリウム（Na）が少ない可能性がある。そのため、鬱病のような神経系の病には注意する必要があるかもしれません】

【そして、今回は触れませんでしたが、神経は血管やリンパ管に沿って走っているものが多いため、血管やリンパ管から滲み出た成分が神経に触れて神経系の病を生み出していることもあります】

それゆえ玉川温泉で湯治する以外で、上記の病を変化させるには、細川式と並河式が必要かもしれません。

細川式とは……。

九州の久留米市で活躍されている細川博司先生が実施されている、特殊温熱療法＝SHTの装置で行う治療法。

『免疫賦活効果、活性酸素除去効果、異常血管増殖阻止効果』により、癌細胞を壊死《えし》させる大きな結果を出している治療法。

並河式とは……。癌が糖質と脂質とタンパク質、そして化学薬品等で形成されていると思われるので、『食事、足ツボ、気功、整体』で体温や免疫力を高め、体内に溜まった老廃物を体外へ排泄させることで、一部の癌を死滅させる施術法。

並河家　健康法の大原則【保存版】

並河式　食と病の理論編

これから記すことは、『私の経験』と『並河式食足気功法』の実践論。

そして、『徳川15代将軍 徳川慶喜の御殿医』である本家小原家と並河家から受け継がれ、DNAに記憶されたものです。

1）【部位を動かし、強烈な足ツボ】

脳や首や目や耳、そして色々な内臓等を刺激するためには、その部位を適度に運動させること。そして、その部位を強烈に刺激するには、やはり足ツボがお勧めです。

【病】足ツボで動かすことが健康維持

2）【リンパ系やホルモン系】

大腸と肺と色々なホルモン系に刺激を与えるための『並河式45度体操と足ツボとゴキブリ体操』、さらに首や肩やベロや色々な関節を動かしてください。動かさないと固まりやすいので、ひたすら動かすこと。

【病】気管支や便秘、そして癌や関節リウマチ対策

3）【血栓とリンパ腫】

食は全ての基本。食事は血液とリンパ液等を作る素なので、健康と非常に関係がある。食事を誤ると血管に血栓、リンパ管にリンパ腫を作ってしまいます。

【病】血管系の脳梗塞や心筋梗塞　さらには血液の癌等の対策

4）【癌の説明、乳製品や卵や肉】

血栓やリンパ腫を作らないためには、固まる成分のピザやバターやケーキやヨーグルトやチョコや牛乳等の乳製品を取り過ぎないこと。

四つ足動物は約40度の体温、元気な人間の体温は36度。だか、体を冷やす食べ物、即ち酒や砂糖や果物、そして薬や保存料は体温を1度下げて、36度の体温を35度にすると言われている。こうして、上記の四つ足動物と人間との体温差が5度になるので、人間の体内の血液がドロドロになり、そのために血圧が上がり、その後血栓が出来ると考えられる。

さらに進むと血栓が腫れ、そして肉腫になる。このように四つ足動物の摂取し過ぎて、色々な条件が重なると癌が作られるようだ。

そして、前立腺癌や子宮筋腫等の病も顔や頭に出来るもの。即ち目脂や鼻汁や耳垢、フケ、にきびと似た成分である。ですから、癌は怖くない。癌で死ぬのは癌によるのではなく、癌の治療によって亡くなると多くの方が述べているわけです。

卵やイクラや明太子や白子等の卵系や肉を食べ過ぎないこと。食べたら3日間以上空けること。そして、海藻と梅干しと味噌と塩を摂取すること。

【病】 前立腺癌、乳癌、リンパ腫　等の癌対策

5）【体を冷やさない】

4）の成分、即ち人間との5度の温度差がある四つ足動物の乳製品や肉等を体内で固めるものは、体を冷やす食べ物や薬の取り過ぎの可能性があります。即ち、酒やコーヒーや砂糖や果物、そして薬の取りすぎは、4）の成分＝『四つ足動物の脂肪やタンパク質』が血液を汚して血栓を作り、腫瘍や肉

腫などの癌を作ると考えられる。
これらを食べ過ぎたら3日間以上空けて、塩や海藻や味噌を取ること。

【病】肩や腰の痛み、鬱病対策。動物たちのように、自然治癒力を働かせる

6）【塩の大切さ】

4）の成分＝四つ足動物の乳製品と肉等を体内で固めないためには、味噌、醤油、マグロや鰹の塩辛、漬物等で塩を摂取する。塩は出来るだけ直接取らないで、上記のように間接的に摂取する。漁師は海藻や魚、そして空気中から塩を大量にとっているから元気、鬱にはなりにくくて、とても声も大きく、動きも激しい。

【病】元気が出ないのは塩不足か。

7）【体を温める】

4）の成分を固めないためには、体を温める風呂が大切。風呂は最低43度。癌細胞は42・5度以上で死滅するからです。そのためにも、風呂は43度から追い焚きをして、44度、45度にすることがポイント。食べ物では、塩や唐辛子や生姜や玉ねぎやニンニクが大切。

【病】冷えが万病になる原因の一つ。風呂は45度以上。シャワーは禁物

並河食と病の理論編2

a）【動物性食品の過食、動かない】

勿論、動物性タンパク質は必要ですが、現代人は食べ過ぎ、飲み過ぎですね。特に、タンパク質や糖質や脂肪の摂り過ぎ。色々な店で食べ放題、飲み放題、まさに食べ過ぎ。それでいて動かない、運動しない。

b）【昔、燗酒と塩。今、氷を入れて体を冷やす】

また、病にかかりやすい方はオンザロックやハイボール、そしてサワーなどのお酒を飲む時、氷を入れて飲む。このように氷を入れて酒を飲むために、糖質が増えるだけでなく、体が冷えてしまう。昔は、体を冷やさないよう日本酒を燗酒《かんざけ》として飲み、さらに酒の糖質とのバランスを取るために、升《ます》の上に塩を置いて飲んでいました。

現代人は、1）氷を入れて酒を冷やし、2）食べ過ぎ、3）動かない、4）減塩等で腸の働きが悪くなって、大便やお小水などが出せない。ですから、食べ過ぎたものが体内に残留する。いわゆる便秘になる。健康な方の便は朝一番に規則正しく70㎝～80㎝ほど出ます。ですから、昔の方が言っているような黄金色でトグロを巻くので、ティッシュペーパーを必要としないと言われています。

c）【温度差が血栓を生み、進むと腫瘍に⁉】

このように残留した便などは、大便やお小水だけでなく、目脂、鼻汁、耳垢、フケとして現れる。決して、このようなことは病気ではなく、現象に過ぎないと何度も述べて参りました。

これら目脂、鼻汁、フケ等の成分は糖質と脂質とタンパク質、そして保存料や添加物などの化学薬品で出来ている。これらを取り過ぎ、冷やし過ぎ、減塩し過ぎ（還元塩などはタンパク質や脂質を溶解するので、減塩をされない方がいいと思われます）で、血栓や腫瘍が出来てくると考えられます。

d）【4度の温度差が血栓やリンパ腫や腫瘍を形成か】

ここで、再度私たち人間より約4度高い体温を持つ四つ足動物の肉や乳製品を取り過ぎたりすると、この4度の温度差が血管に血栓を生み、リンパ管にリンパ腫、筋肉などの組織に腫瘍を形成すると考えられる。このことは何度も述べてきました。

ましてや、癌患者は更に体温が1度低く35度なので、血栓やリンパ腫や腫瘍が体内に出来やすいのかもしれない。そこへ、冷やすと言われている抗癌剤や放射線を受けた体は、更に体温を下げ、体内の至るところに血栓や腫瘍を作るのではないか。このような現象が転移したと言われるのではないか。実は、体内の血管やリンパ管に元々あった動物性タンパク質や脂質が、冷えにより血管やリンパ管に浮き出て来たものと考えられる。このような状態を転移と呼んでいるのではないか？

この辺をフライパンで例えるならば、四つ足動物をフライパンで焼くと脂が出ても、フライパンが熱い時は四つ足動物のタンパク質や脂肪や糖質で出来た血は固まりにくい。即ち、血栓は出来にくい。しかし、体温が低い冬のような状態のフライパンのなかでは、四つ足動物のタンパク質や脂肪、そして糖質を含んだものは温度差により固まります。

勿論、細胞の修復のためにも動物性食品は大切です。ですが、昔と違い、現代の食文化もかなり変化して、欧米化により動物性食品が増えました。また、糖質やタンパク質や脂質、そして保存料などの化学薬品も多く摂取するようになりました。さらに、運動不足の中、体を冷やす食べ物や飲み物が増えているのが現実です。

日本人は魚と海藻と味噌で不飽和脂肪酸と塩分を摂るので、欧米人よりコロナでの死亡が少ないと、海外の学者が言い出しています。

確かに日本人は味噌や海藻や梅干し等から塩分を摂取している。塩（還元塩）は血管や臓器で固まる成分である、飽和脂肪酸を多く含んだ動物性タンパク質と糖質で出来たムチンを溶解する力がある。ですから、糖質の白砂糖、タンパク質の乳製品、そして蕎麦粉とは異なる小麦粉を過剰に摂ると、体内に付着しやすいと考えられます。

生きている現象

人は生きるために、固体・液体・気体の現象を作り出す。即ち、固体の大便・にきび・鼻汁・痰等。液体の小便・汗・生理・出血等。気体の咳・熱・邪気。これらの現象は病気ではなく、体内に多く摂取し過ぎた食べ物である《タンパク質・脂質・糖質、そして化学薬品等》を外に出す現象。それは生きるための現象ではないか!?

ところが、体内から出せないゴミ、即ち癌や肉腫のようなゴミ《糖質とタンパク質と脂質と化学薬品》で出来たものが滞って出せない方は、【並河式食足気功法】である、《①足ツボ、②気功、③整体、④食生活等》により、体内に溜まった上記のゴミである癌を出せば良い。

これを約40年間言い続け、今でも【並河式食足気功法】を実践し、色々な結果を出しています。即ち、癌、糖尿病、肥満が消えたり、肌が白く綺麗になるエステ効果が出たり、免疫疾患や鬱病等が変化しました。

最新コロナワクチンによる死因

酸化グラフェンと水酸化グラフェンについて考えてみたいと思います。

物事の本質をよく理解していない時は、『だいたい、わかりました』とか、『うー、わかりました』という言葉が出る。しかし、物事の本質を頭を通して、体で理解出来た時は、『なるほど！　そうなんだ』とか、『あー、わかった』といった言葉が出る。

【一般のゴミ】

台所の周りの汚れは、早く片付ければすぐゴミは取れるが、数年経過して片付けないと、ゴミはこびり付いて落としにくい。

【車のアルミホイール】

同じように車のホイールの汚れも、新車についたゴミは簡単に落とせるが、数年経った車のアルミホイールのゴミはなかなか落とせない。

【歯科】

口の中の汚れは、初期の段階は食べかすに細菌などがつくと歯垢《しこう》＝プラークが出来る。そして、数カ月が経過すると歯垢は硬い歯石になる。こうなると固い歯石は歯医者に頼まなければ、なかなか落とせない。

【私のお客様の事例】

50代の若いお客様は、血管の中のゴミがドロドロにヘドロ化して、血管内に血栓が出来る。そして、さらに血栓が体内の臓器や器官に食い込んで腫瘍になる。だが、この50代の若い方は施術によって大量に出血し、その後大きかった腫瘍は小さくなった。この方は若いので、硬い肉腫のゴミではなく、柔らかい状態の腫瘍なので小さくなったと考えられる。

ところが、70代のお客様は高齢のため、新車についたゴミとは違い、ゴミがこびり付いたように硬めの肉腫（病院で確認）になっていた。そのため、この硬めのこびり付いた肉腫のゴミは施術でも簡単には追い出せない。

何故なら血管内を想像してみれば、健康な方の血管内は『血液がサラサラで柔らか』かったものの、この方に合わない食べ物を過剰に摂りすぎたため、血管内に『血栓』を作り、この血液が数カ月、数年を経るとサラサラの血液が『血栓や血餅』を作る。また、さらに時間が経過すると臓器や器官の細胞にゴミが食い込んで『腫瘍』を作るのかもしれない。

このように時間を経て、こびり付いた肉腫のようなものは簡単には消せない。
病気は時間が慢性的に経過し、誤った生活習慣【四つ足動物の過剰摂取、食べ物や飲み物で体を冷やす生活、減塩のし過ぎ、運動不足】により、『肉腫』になるのではないか。

【癌】

初期段階のゴミの癌は《癌もどき》なのかもしれない。それが時間が経過して出来た、流れにくいゴミはこれを近藤誠先生が《癌》と言っていたものではないか。
『病気』と『台所や車のゴミなどの社会現象』は、同じなのかもしれない。即ち、初期の段階では塊もほどよく柔らかい。柔らかくて時期の早い段階ならば、掃除や施術を行うと塊も溶けて流れ、綺麗になるようだ。だが、時間がかなり経過した体内のゴミは、掃除や施術してもゴミを出せないことがある。これが末期の『癌や関節リウマチ』なのかもしれない。
色々な現象は生活習慣により早めに対処することが大切かもしれない。

《食と医療》
食と医療を絡めて捉えてみる。目脂も痰もフケも精液も皆同じ。黄色がかった白い乳液のようなもの、これはチーズ、バターの色に似ている。数名のお客様が述べていたことは、『施術した後、体から出てくる液体はチーズやバターのようで、匂いもチーズやバターのようだ』と言っていたことを思い出す。

酸化グラフェンと水酸化グラフェン

前述しているように、酸化グラフェンによって「スパイクタンパク」が出来、このスパイクによって血管が破損し、その修復のために血小板が血栓を作る。

そして、また別の科学者によると、コロナで亡くなる原因は酸化グラフェンではなく、水酸化グラフェンが「ナノカミソリ」を作り、血管を破壊するからとも言われている。

また、亡くなった方の心臓を調べると、血管内に黄味がかった白いミミズのような、長さ20~30センチほどの物質が溜まっていると報告されている。

私は多くのお客さんに「並河式　足　食　気功法」の施術をして、黄味がかったミミズのような白いものを出させました。

例1）ある方は、頭皮からべっとりと剝がれ落ちるほどの、黄味がかった白い塊が出ました。

例2）大阪の方は鼻腔癌で、鼻からそばのような長さ20センチの黄味がかった白い同じようなものが2本出ました。

例3）花咲乳癌の方にも、やはり黄味がかった白い塊がバストに何カ所も溜

まっている。その方が非常に注目すべきことを言われました。即ち【バターやチーズの匂いがする!!】

【Part3 並河式実践篇の総括】

食と健康を考えるには、『食べ物に注意し、体を温め、塩をほどよく摂取し、足ツボや気功や並河式45度等』で、体内の臓器や器官を刺激する並河式健康法を行ってください。

私は医療を西洋医学とは異なった視点で捉えて参りました。癌の成分は『糖質やタンパク質や脂質の他に、保存料や防腐剤などが混ざったもの』であろうと推理し、このことを数十年間言い続けてきました。詳しくは私が投稿させて頂いたYouTubeやFacebook等を参照してください。

ところで一部の方々も、西洋医学が全て正しいとは思っていないでしょう。物事を別の角度から捉えると、色々な解釈が出来、それに伴い施術も異なってきます。

西洋医学的発想の『エビデンスというデータも大切ですが、やはり結果が大切』です。癌を治せたか、治せなかったのかといった事実がより重要です。東芝やフォルクスワーゲンのエビデンスが過去に改ざんされました。資料やデータも大切ですが、私のように現場で多くのお客さんを見て、経験し、体験することも大切です。西洋理論のエビデンスだけでなく、東洋理論の一つである禅宗の教えの「不立文字《ふりゅうもんじ》」も大切ですね。この教えは「文字」だけに頼らないで直視することの大切さを知らせてくれます。

西洋医学は40数年間、約1400万人の癌患者を救えなかった。膨大な時間をかけてもこのような結果でした。数学科出身の私には残念ながら納得出来ないのです。現在も年間38万人近くの癌患者が亡くなっている事実。

結論から言えば、現段階では生活習慣病と言われている病の治療は、西洋医学的発想だけでは無理かと思われます。それも『手術といった近似値的手法』でしか治していません。即ち、患者は手や足、さらには内臓の一部を摘出されたのち、ベットで色々な器具につながれた状態です。

これからの医学は、西洋医学と東洋医学が協力しあって行ってほしい。今は東洋医学が西洋医学の下に位置づけられている。もっと対等な関係であるべきではないでしょうか。

ですが、現実は西洋医学の情報がテレビや新聞に報道される一方で、東洋医学は『お琴、尺八、柔道、空手が野球、ゴルフと違ってテレビ番組の片隅に追いやられている』のと同じように思われます。

《これからの日本の医療のために！　両者が助け合ってほしい》

並河式

病気の改善の鍵は、血栓や腫瘍を作る過剰な老廃物＝『糖質とタンパク質と脂質と化学薬品』を排泄《はいせつ》すること。特に、四つ足動物の食肉とこれらの動物から作られる加工食品、そして保存料や添加物による化学薬品を回避し、『玄米食、45度の熱、還元塩、運動、腹式呼吸等』が必要だと思われます。

そして『並河式　足 食 気功法』を行ってください。即ち、玄米・蕎麦・魚類・豆類・海藻類・根菜類・味噌・醤油・塩等の食生活と足ツボと気功法を行う。

これらによって、『細胞、血管、リンパ管、神経、気の道』を活性化させ、免疫力のアップを図り、体内に溜まった過剰老廃物＝『糖質とタンパク質と脂質と化学薬品』を排泄すること。病気は体内にゴミを入れ過ぎないで、逆に溜まったゴミを出せば良いのです。

Part 4

患者さまの
ビフォー アフター

子宮頸癌の変化

こちらの写真は『並河式　足食 気功法』で、《血液、血の塊、肉腫らしきもの》が体内から出てきたものです。即ち、この方は30代半ばの【子宮頸癌】の方で、私の『足ツボと気功と整体と食事療法』で、このような結果が出ました。

勿論、私の所では薬などは使用できません。本人の報告によれば、【子宮頸癌】があったと思われる下腹部の腫れが消え、しかもこの方の《生殖器がマグマのようにとても熱かった》そうです。ですが、《肉腫らしき塊が体外に出て》からは、生殖器がマグマのような熱さにはならなくなったとのこと。そしてしばらくの間、ゴミが尿道や膣から出ていたとのことです。

この強烈な熱によって、この『肉腫らしき塊』が子宮の内壁から剝がれ出た。剝がれ落ちてからは、1週間《尿管や膣》から5枚目の写真のように『ゴミ』のようなものが出てきた。

肉腫が出たあとのゴミ↘

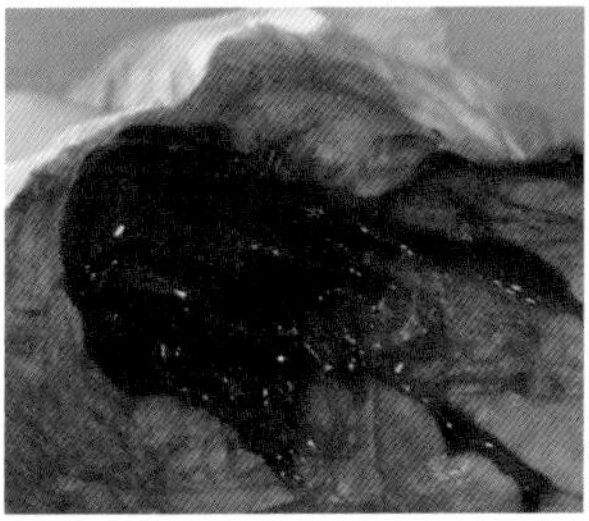

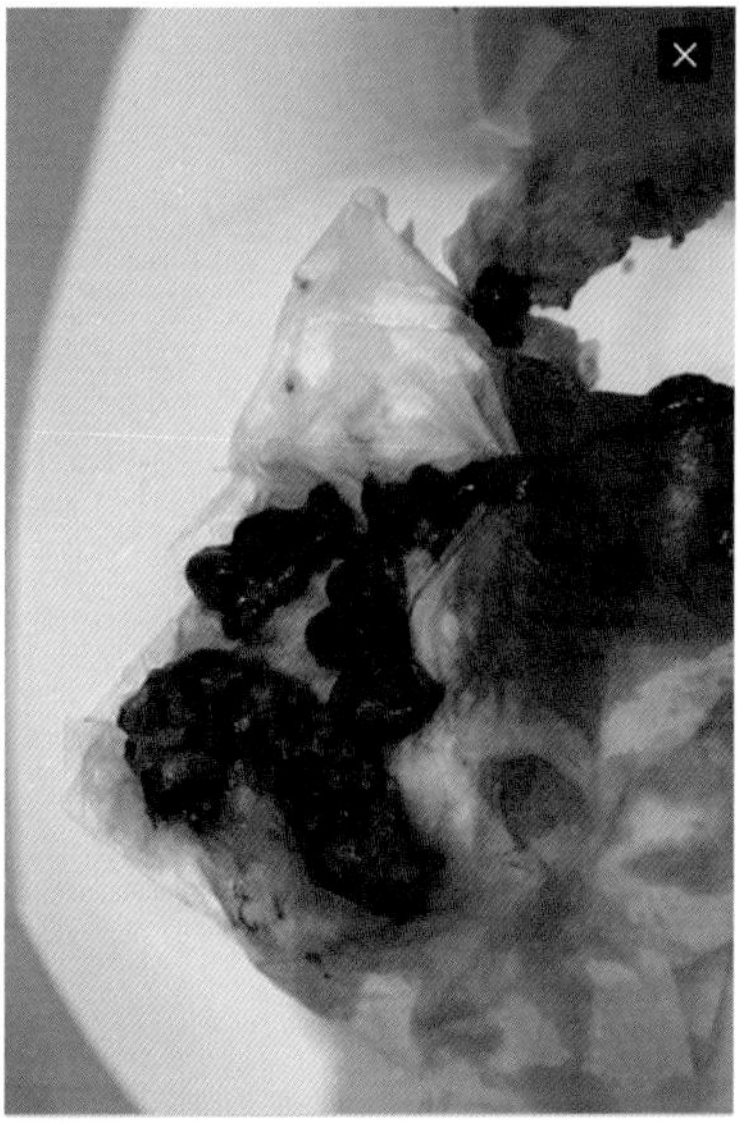

第一回目の肉腫と思われる塊が出てから、膣や尿からさらにこのようなゴミが出てきた。

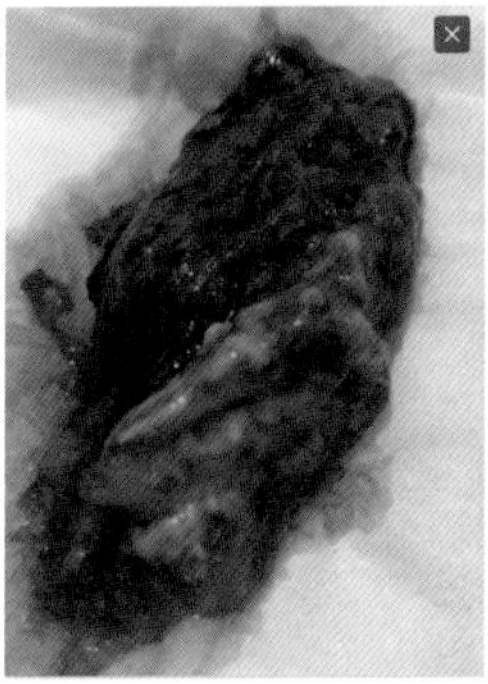

別の角度からのもの

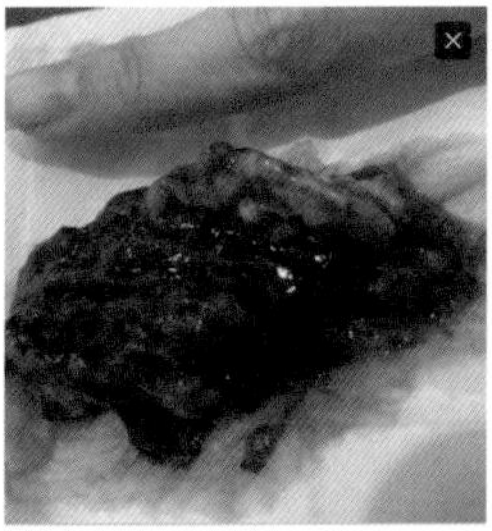

A《二枚の写真は血の塊》

この方の体内から出た塊で、肉腫のように見えます。
人差し指の長さから判断すると、おおよそその長さは7センチで、厚みは3センチほどのものです。

↑肉腫

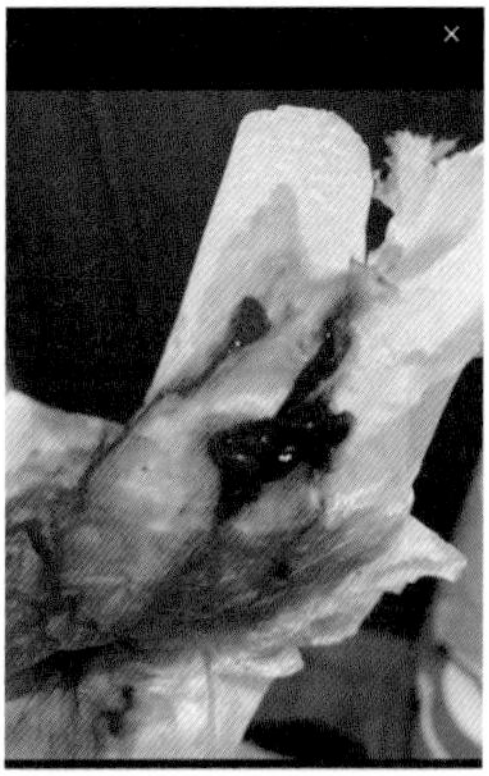

最初は血液が出て、その数日後このような血の塊が出ました。

↑血の塊

人差し指の長さから判断すると、この肉腫らしき塊の長さは7センチほどで、厚みは3センチくらいです。この塊を見た家族もかなりびっくりしたとのことです。

赤い斑点のような好転反応

《並河式　食足気功法》により、色々な病を持った方々は左下の写真のような赤い斑点が好転反応として出ました。この赤い色は薬をたくさん飲まれた方に多くみられます。

ですが、この反応は1週間から2週間で右下の写真のように赤い斑点

ビフォー　アフター

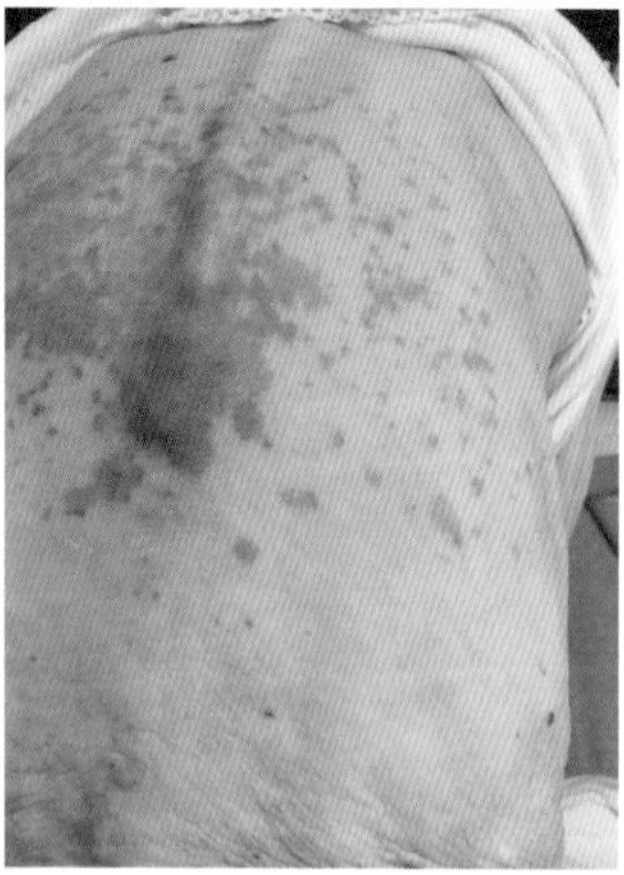

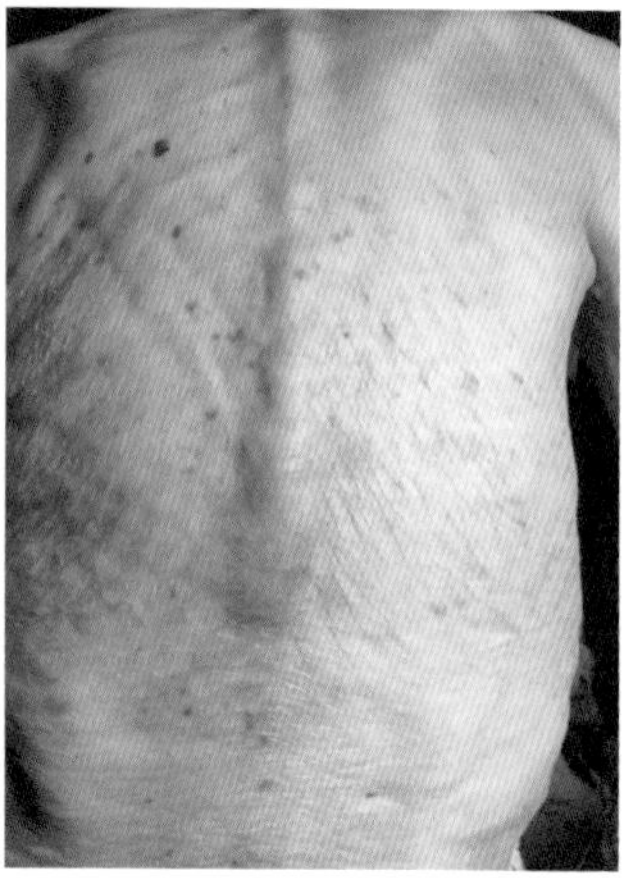

が少なくなり、2、3週間で完全に消えました。

このような変化が出るのは人様々ですが、一般に3カ月から5カ月間の施術を受けた後に、このような変化が現れる方が多い。この変化が出たので、東洋の施術方法によってその方の病が一つ消えたと言われております。

赤い首が綺麗な首に変化

施術数カ月後に首が赤色になりましたが、その2週間後には首も綺麗に戻った。この方は喘息《ぜんそく》で、約25年

ビフォー アフター

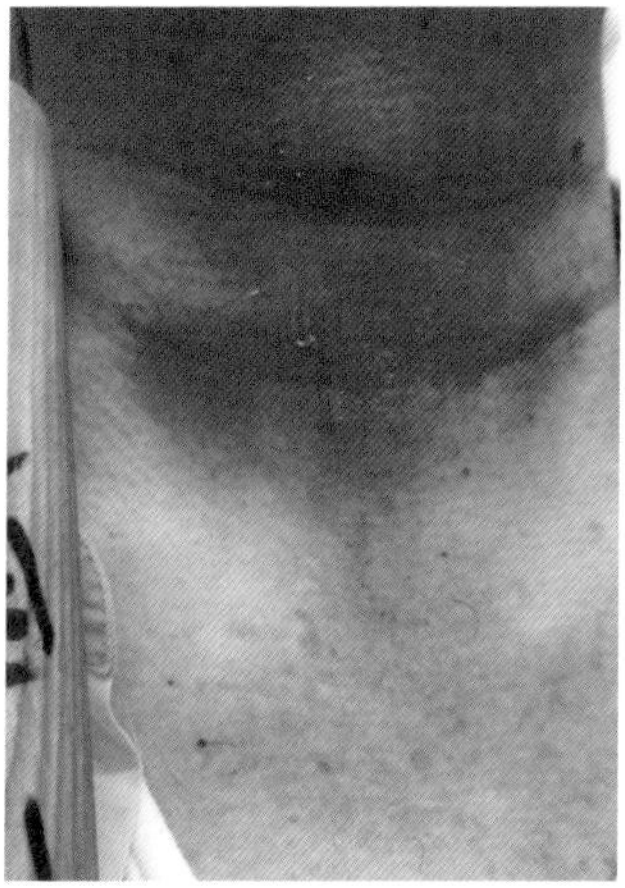

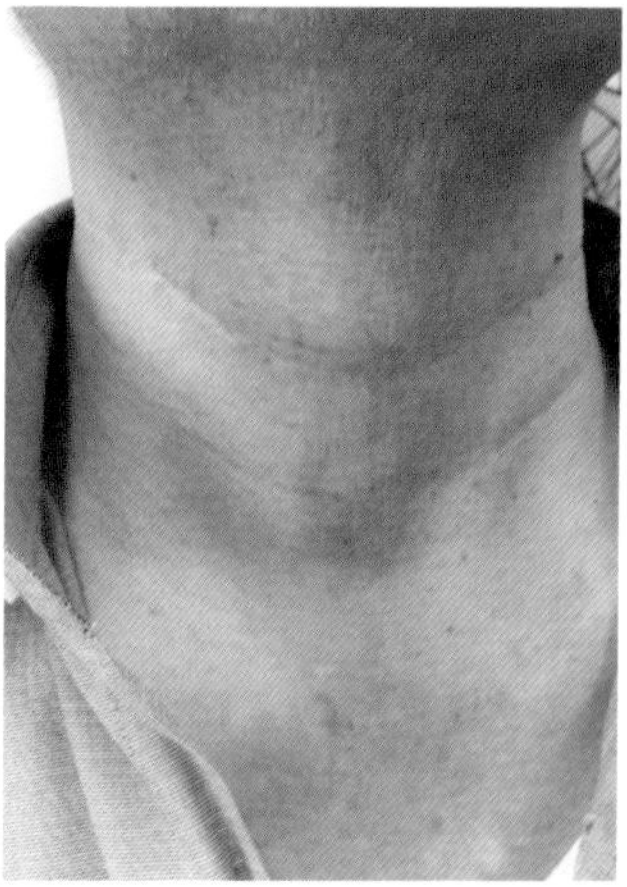

間薬を飲み続けていたと言われていたので、多分薬でこのように首が赤くなったようです（前ページ左を参照）。

《並河式：食足気功法》によって、この方の喘息が変化し、前ページ右の写真のように肌も綺麗になります。ですから、《並河式：食足気功法》によって喘息の病を変化させるだけでなく、薬を使わないで肌が綺麗になる、エステ効果があるようです。

子宮筋腫が消える。しかも痩せて、肌も綺麗になる

次ページ左の写真の方は抗癌剤治療を受けていたが、癌が消えないだけでなく、生きる力がなくなってきたので、抗癌剤治療をやめて『並河式食足気功法』を受けに来られた。

『並河式　食足気功法』を数カ月間受けて頂いたら、15年間あった子宮筋腫が消えた。そして、ハロー効果としてこのようにズボンがぶかぶかになるぐらい、体重は6～7キログラム減りました。さらに、美容効果も出て肌が

とても綺麗になる。

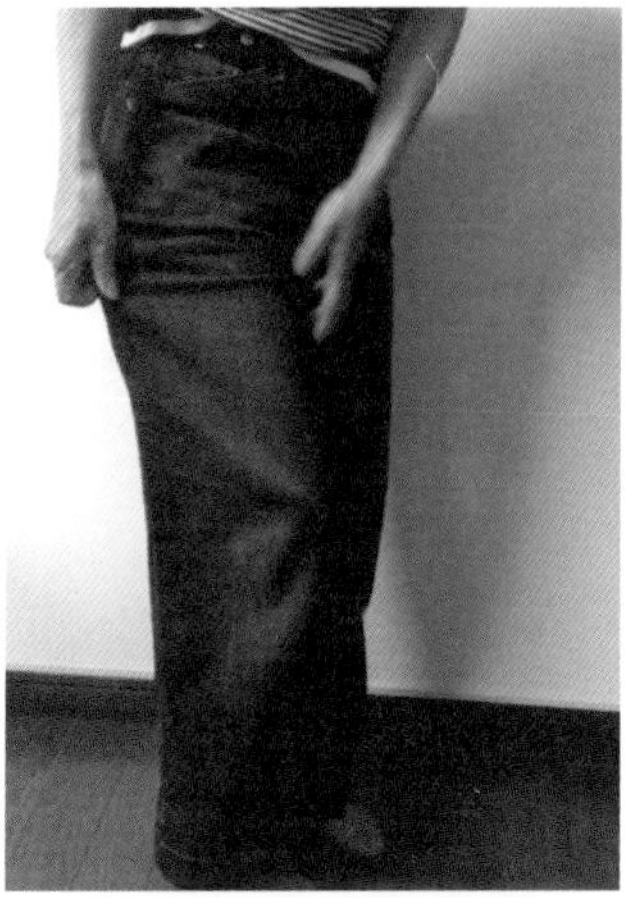

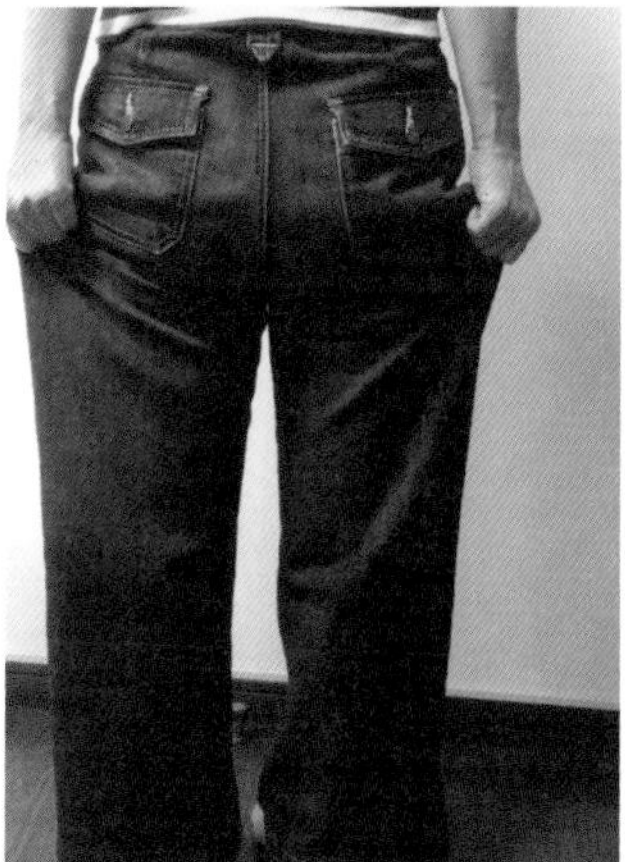

顔のアザ

下の写真の方は、《ワクチン》を接種した10名の方々と会合をされた後に、『コロナ』に感染したのかもしれないとのことです。

症状は顔に丸いアザが出来、咳や息苦しさがあった。そこで《並河式食足気功法》の施術を受けられてからは、顔のアザも薄くなり、体調も改善に向かいました。

綺麗な肌になった他の方の事例写真も次ページ以降に掲載しますのでご参照ください。

ビフォー　アフター

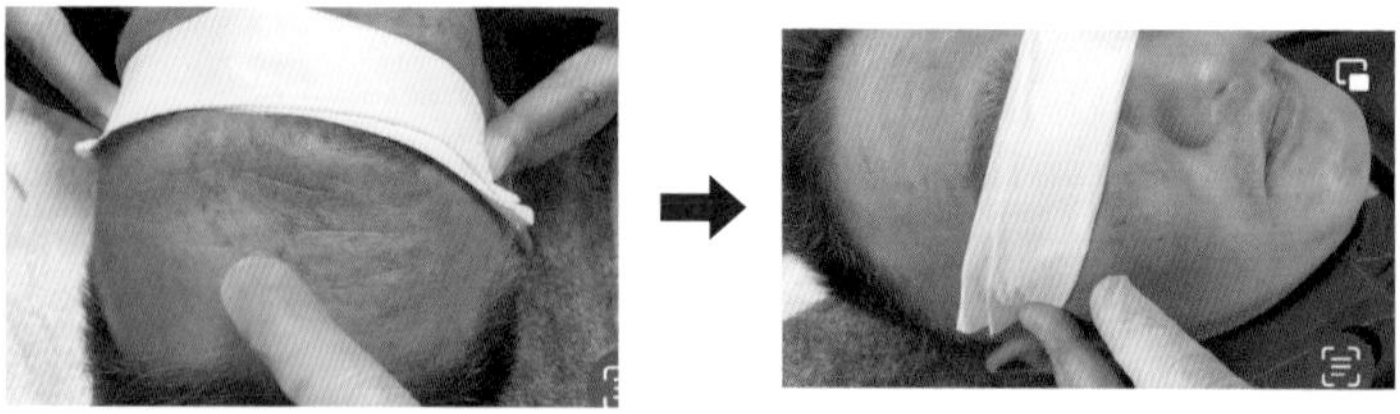

ビフォー アフター

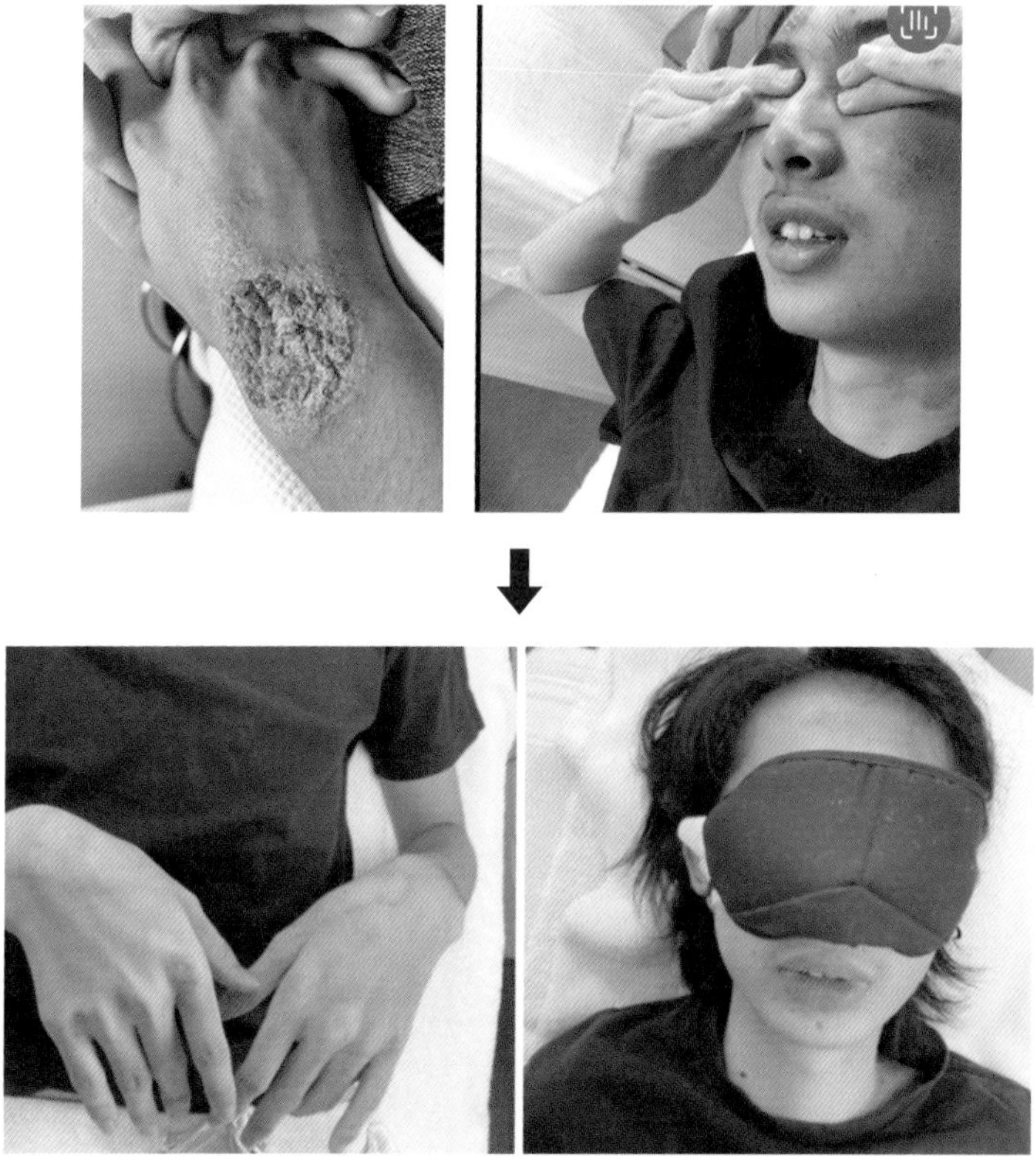

ビフォー アフター

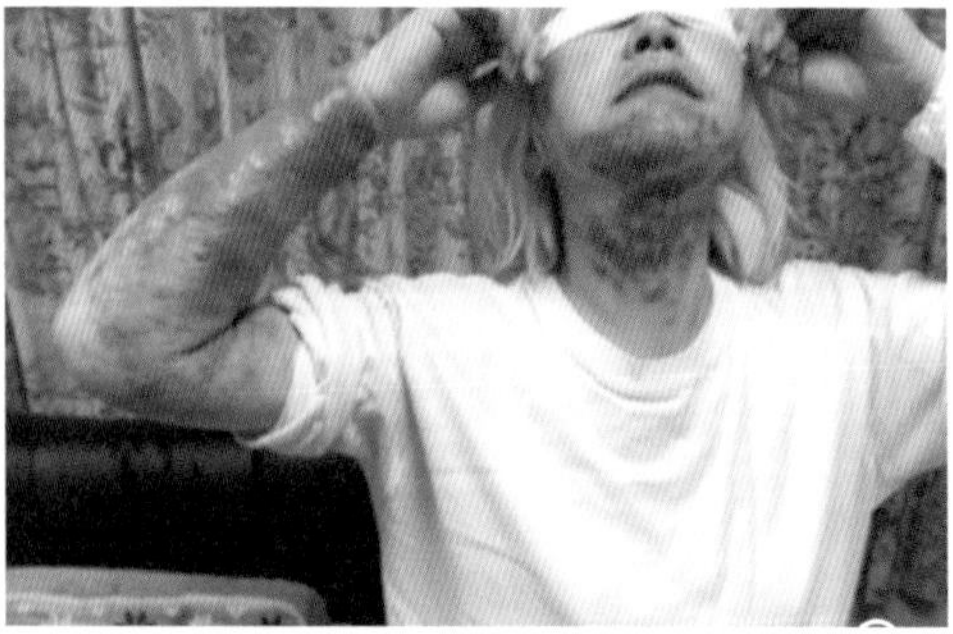

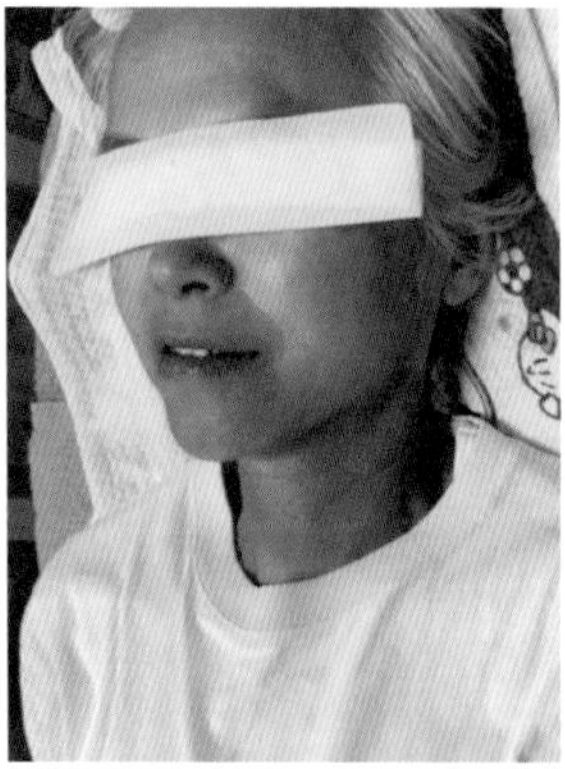

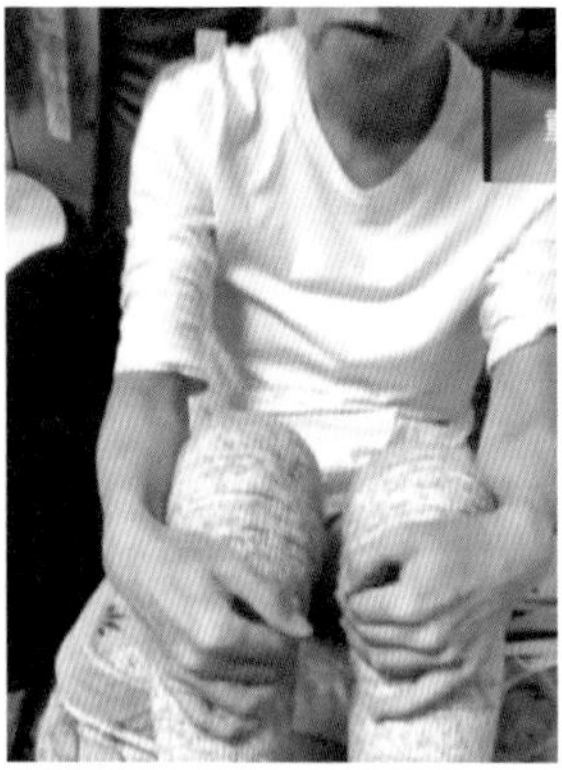

重度のアトピー性皮膚炎のこの方は、25歳から35年間の髪染めが原因のようでした。尚、ボクシングを10年間やれていたので、理論通り好転反応が『首と腕』に現れています。

【理論：血液は動かすところに集まる。その際、血管内の汚れはこのように動かした腕と首にアトピーとして現れる】

即ち、病は外的要因の《菌やウイルスやストレス》だけではなく、むしろ《保存料や添加物などの化学薬品の過度な使用》と思われます。

『並河式：足食気功法』によって、このような痛々しい好転反応が出ましたが、諦めずに続けてくださったので、このように美しくなりました。『並河式：足食気功法』は、病を良い方向に変化させるだけではなく、エステ効果もあるのです。

Part 5

要約シリーズ

！！不思議なこと！！
赤ちゃんが母親の胎内にいる
時は、赤い血で生命を維持。

胎外に出た途端に白い母乳を
摂取。

何故、一瞬に赤い血から白い
母乳に？

無関係かもしれないが、女性
の赤い生理の血と男性の白い
精子との間には、関係がある
のか！？

動くところに
瘀血（おけつ）、リンパ液、
水分が集まる。
例）学者は脳、目に瘀血が集
まり、目にタンパク質が溜ま
り白内障、脳にタンパク質、
糖質が溜まりボケ。
寝たきり高齢者が10日以上点
滴すると→水分や栄養は動い
ている肺、脳に溜まる→故に
肺に水、肺炎。脳に栄養過多
→ボケ→時には死。綺麗な血
液が大切。

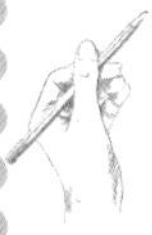

美食家の高齢者の脳内は、蛋白質と糖質と化学薬品が過剰。小便に出れば糖尿病と言われる。脳内に蓄積したこれらが熱により糖化し、茶褐色の老化物質AGEsになると、アルツハイマーか？。また、人体の皮膚や骨や血管、さらに血液も蛋白質。故にこれらが糖化し、現代病と言われるのか⁉

並河 俊夫

日曜日 22:15

韓国、中国では、
動物性食品を食べた後に
よく食べるもの。

韓国は海藻！
中国は椎茸！私は梅干しか
梅、醤油、番茶です。

後3個までに、動物性食品の
後に食べて欲しいものは、海
藻、椎茸、梅干し、味噌、還
元塩をお勧め致します。

何が、どのようにして
腫れさせ、糖化させてい
るのか？
それは糖質,タンパク質,
脂質(特に四つ足動物)と
保存料や着色料等の化学
薬品が細胞内に溜まっ
て、これらが外部の冷え
により固まり、腫れさせ
る。また、体温の熱によ
ってこれらを糖化させて
いるのではないか⁉

並河 俊夫

6分前

『米、水、塩』は
必需品だったので、
専売公社として国が管理。
同様に病気の多くの原因は生活習慣。即ち、運動不足で体を冷やし『糖質、タンパク質、脂質、薬品』の
過剰摂取。
それが血栓やオデキとなる。
医療機関がそれを病院と言い、恐怖感により管理しているのか！？

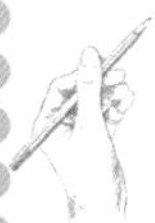

怪我や心血管系のような外科的手術、そして感染症等などは西洋医学的発想で！

現代病のような鬱、糖尿病、リウマチ、そして癌等は東洋医学的発想でお互いに補い合う時代が来た！

体が個体.液体.気体を出す事は、現象であり、病気ではない。これこそ自然治癒力　。個体の大便,鼻汁。液体の小便,生理。気体の咳,熱,体臭。排泄し難い物のが腫瘍，癌。だが、腫瘍,癌等は『食事,気功,足ツボ,整体』等で42.5度以上の熱を産みだし、排泄可能。

並河 俊夫

10月2日

平気ですか？

晩婚化する若者！芽なし白米や無精卵、そして種なし《スイカ、ブドウ、柿等》で！？

F1でない種あり果物、そして玄米、蕎麦、味噌、醤油、塩、梅干し、人参、ラッキョ、玉ねぎ、ニンニク、ゴボウ等が必要。

勿論、魚類、海藻類、有精卵等も必要。私は胚芽あり玄米食、来年で64年目

【推論編】

流れのない水は腐り、時にはボウフラが湧く。だが、流れのある魚屋の生けすは魚が生き生きしてる。ここで強引に推論すると、ヘドロ化した血管内は血圧が上がり、血栓ができる。その後、腫瘍ができ、さらに肉腫のようなものも出来るのか！？

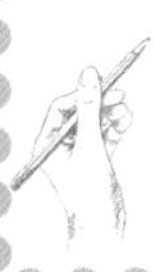

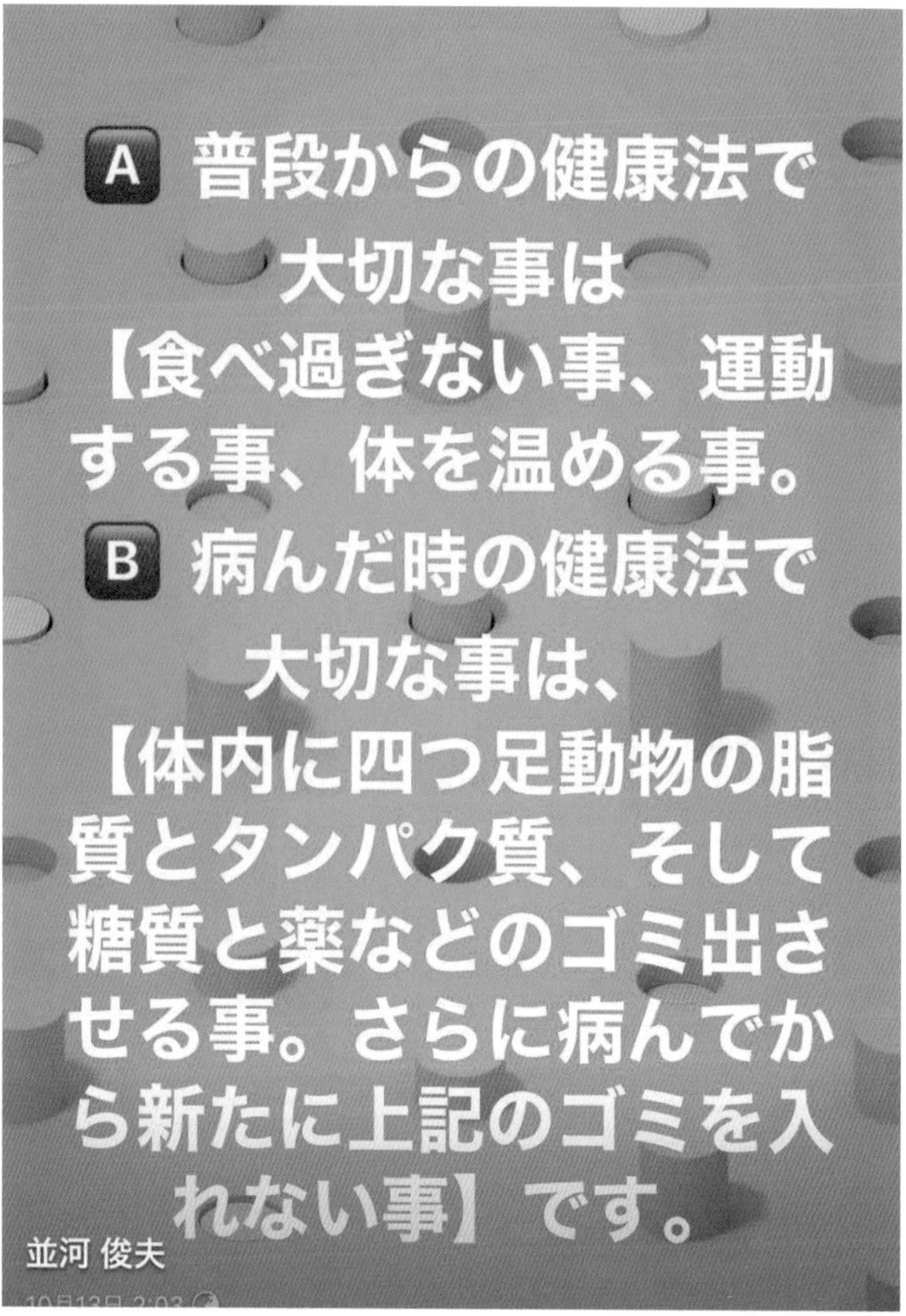
🅰 普段からの健康法で
大切な事は
【食べ過ぎない事、運動する事、体を温める事。
🅱 病んだ時の健康法で
大切な事は、
【体内に四つ足動物の脂質とタンパク質、そして糖質と薬などのゴミ出させる事。さらに病んでから新たに上記のゴミを入れない事】です。
並河 俊夫

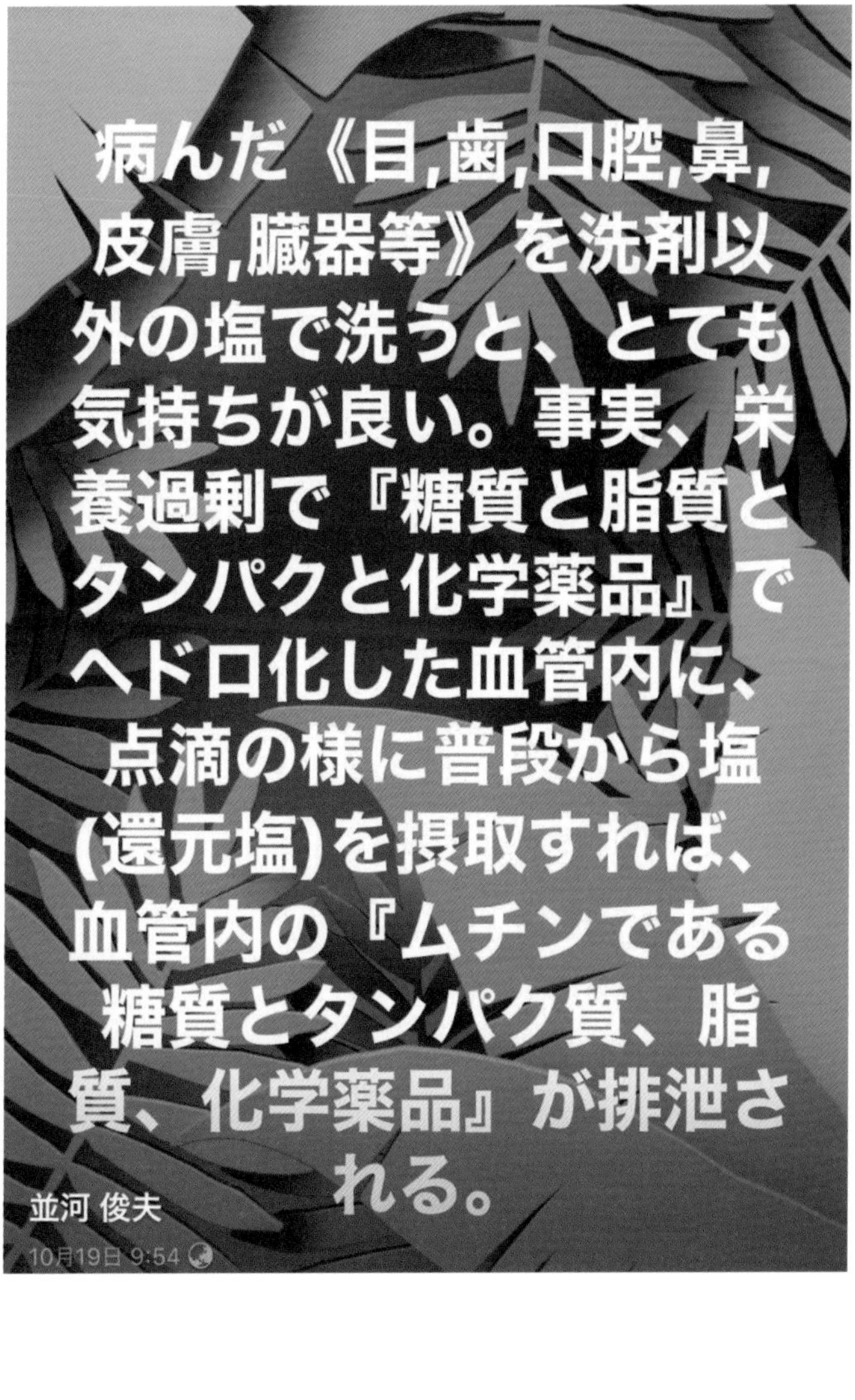
病んだ《目,歯,口腔,鼻,皮膚,臓器等》を洗剤以外の塩で洗うと、とても気持ちが良い。事実、栄養過剰で『糖質と脂質とタンパクと化学薬品』でヘドロ化した血管内に、点滴の様に普段から塩(還元塩)を摂取すれば、血管内の『ムチンである糖質とタンパク質、脂質、化学薬品』が排泄される。
並河 俊夫
10月19日 9:54

《３つの物差しとは》
１）『時空間による物差し』
即ち、北極と赤道直下では食
物が違う
２）『酸性食品とアルカリ性
食品』のバランスを考えた食
生活
３）『NaとKの比率』を
『１』にする食生活。
なお、YouTubeにある
『並河チャンネル』と
『ニコニコ動画』等を
参照に！

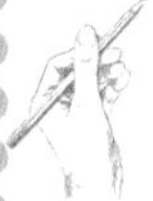

減塩の時代だが、
塩は大切だ！
①神様に『米、水、塩』を
お供え。
②相撲の儀式に塩。
③葬儀の儀式に塩。
④塩は農薬を洗い直す。
⑤主婦は貝の塩抜きに。
医療では
a）点滴に塩
b）がんの治療に塩
c）内臓癒着の治療に
塩を活用。
なお、塩は塩でも還元塩。

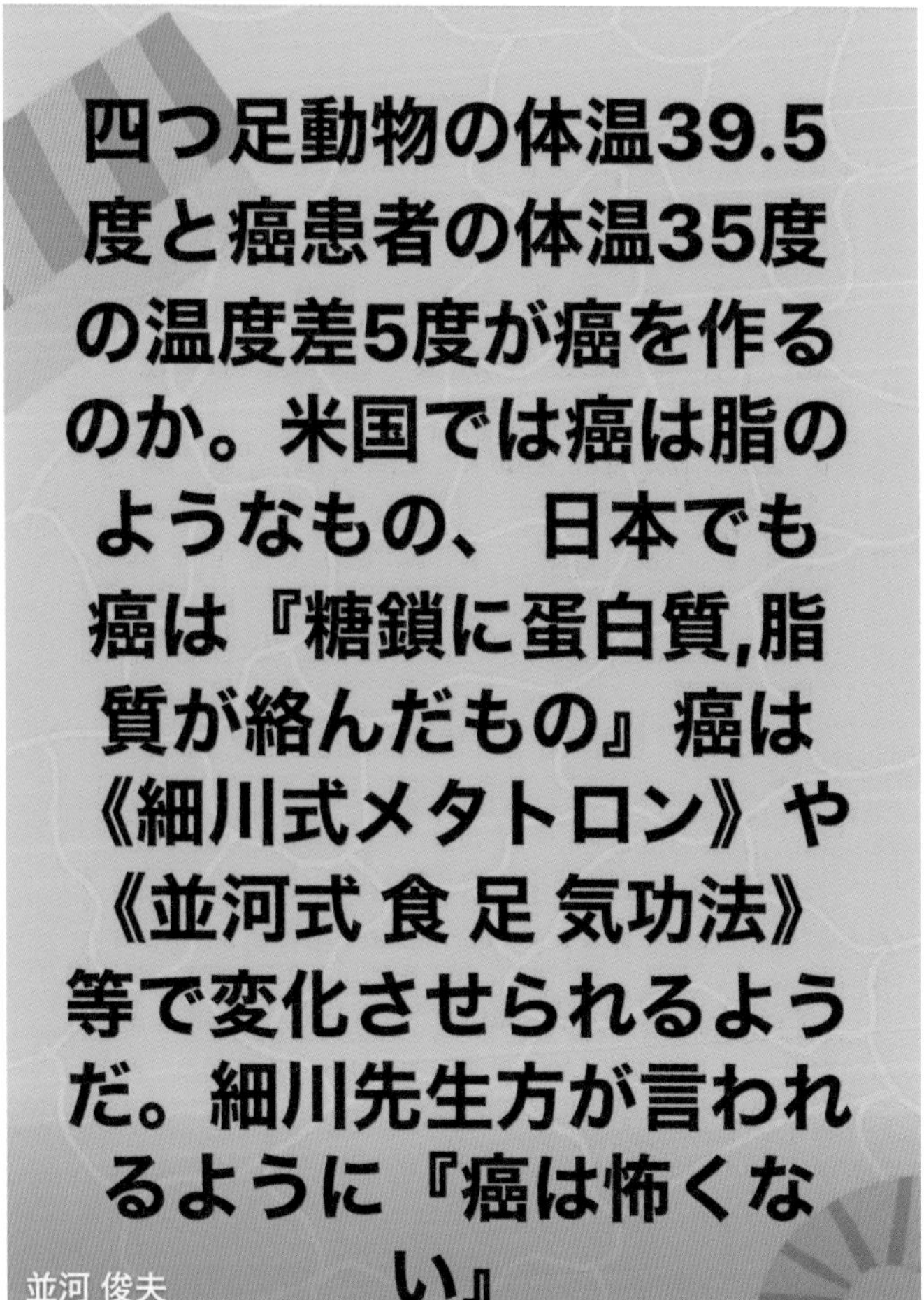
四つ足動物の体温39.5度と癌患者の体温35度の温度差5度が癌を作るのか。米国では癌は脂のようなもの、日本でも癌は『糖鎖に蛋白質,脂質が絡んだもの』癌は《細川式メタトロン》や《並河式 食 足 気功法》等で変化させられるようだ。細川先生方が言われるように『癌は怖くない』
並河 俊夫
2018年10月31日

期待したい、バランスの良い報道を⁉　1】至る所で減塩の報道はあるが！砂糖の過剰摂取による被害の報道は殆ど無い。2】ゴールデンタイムの時間帯に、欧米の野球やゴルフ等は放映するが、東洋の空手,剣道の放映は少ない。3】西洋医学の報道やドラマはあるが、東洋医学のそれは少ない。

並河 俊夫

10月21日 2:53

あとがき

この本の太極的な結論は、『鼻汁やフケや痰が出ると言った《一般的な症状と癌とコロナ》の三者は絡み合い、これらが出来る原因と治療の対処法は同じなのかもしれない』。

欧米の遊牧民族と日本の農耕民族の文化の違いからくる生活習慣、そして北極と赤道地域の風土の違い等から来るであろう、ものの捉え方の違いが《医療や食事》の考え方や捉え方も変わるのではないか。

ですから、『塩、薬、癌、コロナ』などの捉え方を、この本では従来とは違った角度で、文書と写真を活用して論じました。

このことに関してもっと具体的に述べると、癌やコロナで亡くなるのは、『糖質、脂質、タンパク質、そして化学薬品等』を過剰摂取している。即ち《糖質と四つ足動物の過剰摂取》、運動不足と減塩のし過ぎ、さらに体を冷やしすぎて《血栓・腫瘍・肉腫》を形成してしまうのではないか。

そこで、《血栓・腫瘍・肉腫》を溶かすであろう塩や『並河式：食足気功法』による《気功と足ツボと整体と食事療法》、さらに並河式45度体操が大切なのではないか。

時には、物事を捉えるには簡単に

『シンプル・ザ・ベスト』

並河俊夫

著者紹介

並河俊夫　Toshio Namikawa
横浜市立大学、理学部数学科卒業後、数学高校講師として勤務。また、子供たちの教育として塾経営を行うため、修育会並河塾を設立。1971年から独自の健康論・食事論・教育論を研究。著書出版、博士号取得（2001年）、TV 出演、150回以上を越える講演活動を経て今に至る。

徳川家（一橋家）の御殿医を先祖にもつ影響で、東洋医学の研究を行う。石川良鶴先生に師事し、気功法を習得。2010年、米国にて東洋科学健康療法士として認証される。現在足裏マッサージ・健脳食・気功法・整体・生活習慣改善・電気治療・低遠赤療法・光治療等の８本柱からなる《並河式：足 食 気功法》を指導している。

趣味
硬式テニス、旅行、ゴルフ、音楽鑑賞、算命学、尺八（琴古流尺八師範）、美食会。
研究分野位相幾何学専攻（トポロジー）、食・教育・健康コンサルタント

論文・著物
『体内戦争』（日貿出版）
『580年間に作られた脳』（博士号論文）
『Human Lifespan is 660 Years』（博士号論文）
『続・脳が病む―西洋医学的病理を視点変更で捉える―』（愛知教育大学哲学会61号／2013）

所属学会日米協会
ハワイ支部（元理事）元日本ユネスコ協会
元連盟維持会員　博士号取得パーティ明仁親王殿下奨学金財団主催晩餐会

並河俊夫 Facebook
https://www.facebook.com/toshio.namikawa0421/

並河チャンネル
https://www.youtube.com/@namikawashiki

なみかわ健康チャンネル
https://www.youtube.com/@user-xb8js1ds3z

最新「体内戦争」更新版
複眼＋シンプル【並河式病気のしくみ】徹底解明

第一刷　2023年4月21日

著者　並河俊夫

発行人　石井健資
発行所　株式会社ヒカルランド
〒162-0821　東京都新宿区津久戸町3-11　TH1ビル6F
電話　03-6265-0852　ファックス　03-6265-0853
http://www.hikaruland.co.jp　info@hikaruland.co.jp
振替　00180-8-496587
本文・カバー・製本　中央精版印刷株式会社
DTP　株式会社キャップス
編集担当　ソーネル／TakeCO

ISBN978-4-86742-208-3